# 당뇨
# 특강

혈당 조절의 한계를 넘어서

이기업 지음

❖

존경하는 민헌기 선생님께 이 책을 바칩니다.

선생님과 사모님의 건강하고 행복하신 노년을 기원합니다.

# 혈당 조절의 한계를 넘어서

우리나라도 몇십 년 동안 식생활의 서구화가 진행되면서 당뇨병이 급증하고 있다. 최근 보고에 따르면 우리나라 성인 인구의 약 15%가 당뇨병을 가지고 있으며, 그로 인한 여러 가지 합병증으로 많은 환자가 고생하고 있다. 하지만 당뇨병을 가진 모든 환자에게 합병증이 나타나는 것은 아니다. 설사 합병증이 생긴다고 하더라도 10년 이상 긴 세월에 걸쳐 천천히 나타나는데 이에 대한 걱정이 도가 넘은 듯하다. 당뇨병에 대한 몰이해로 인한 편견, 예를 들어 당뇨병이 유전병이라거나 불치병이라는 잘못된 생각과 여기에서 초래되는 여러 가지 차별이나 불이익 같은 말도 안 되는 사회적 문제는 차치하고라도, 당뇨병 진단을 받으면 앞으로 여러 가지 무서운 합병증이 나타날 것이라고 지레짐작해 마치 암 진단이라도 받은 것처럼 절망하고 우울해하는 환자를 자주 본다.

당뇨병으로 인한 합병증을 예방하기 위해서는 혈당을 정상인 수준으로 조절하는 것이 제일 중요하다고 알려져 있다. 다행히 최근 혈당을 감소시키는 새로운 약물들이 개발되고 있고, 자가 혈당 검사가 보편화되면서 많은 환자가 집에서도 자신의 혈당 상태를 바로바로 확인할 수 있게 되었다. 실제로 이와 같은 발전 덕에 당뇨병 환자의 혈당 관리도 예전보다 많이 좋아지고 있다.

그러나 "좋은 일에는 마가 낀다."라는 말도 있듯이, 이와 같은 의학 기술의 발달이 꼭 좋은 영향만 미치는 것 같지는 않다. 자가 혈당 검사를 하면 자신의 혈당 상태를 바로 알 수 있다 보니 하루에도 몇 번씩 혈당을 재고, 높게 나오면 필요 없는 걱정을 한다거나 심한 경우 당장이라도 당뇨 합병증이 생길까 봐 불안해하며 고생하는 환자들이 있다. 또한 의사나 당뇨병 치료에 참여하는 간호사, 영양사 등 의료진들 역시 합병증에 대한 잘못된 지식을 그대로 환자들에게 전하거나, 혈당 조절의 중요성만 너무 강조하다 보니 의도치 않게 잘못된 진료를 수행하기도 한다. 예를 들면 음식, 특히 탄수화물을 적게 먹고 고기를 많이 먹으라거나, 과도한 운동을 하라거나, 혈당을 하루에도 몇 번씩 재고 높으면 그때그때 약이나 인슐린을 더 써서 혈당을 낮추라는 경우가 여기에 해당한다.

이것은 일종의 집단 노이로제 현상인 것 같다. 몇십 년 전까지만 해도 당뇨병이 우리나라에는 극히 드문 병이었는데 갑자기 전염병처럼 증가하고 있고, 미국이나 영국 등 다른 나라에서 시행한 임상 연구 결과에서 혈당이 높으면 심각한 합병증이 생기는 것으로 보고되자, 그 의미를 깊이 생각하지 않고 의사건 환자건 혈당이 조금만 높아져도 당장 무슨 일이 나타날까 봐 불안감에 빠지는 것이다.

이 책에서는 이와 같은 잘못된 당뇨병 지식으로부터 당뇨병 환자를 보호하기 위해 가능한 한 과학적이고 객관적인 지식을 전달

하고자 한다. 당뇨병을 이해할 때 혈당이 높다는 공통점 이외에 개인마다 어떤 차이가 있고, 이에 따라 어떤 식으로 치료법이 달라져야 하는지를 설명했다. 특히 서구인의 당뇨병과 우리나라 사람의 당뇨병의 차이와 치료법을 설명했다.

한편 이제까지 많은 의사가 종교처럼 믿어온 지식, 즉 혈당이 높으면 필연적으로 당뇨병의 합병증이 발생하고, 이로 인해 고생하다 죽음에 이른다는 생각이 실제로는 일종의 도그마dogma(독단주의)로 과학적 근거가 강하지 않다는 점을 설명했다. 물론 합병증 예방을 위한 당뇨병 치료에서 혈당 조절이 가장 중요하다는 점을 부인하려는 것은 아니다. 하지만 당뇨병은 우리가 알고 있는 것처럼 그렇게 간단한 병이 아니기 때문에 일방적으로 혈당 조절만 강조해서는 안 되며, 이 외에 다른 여러 가지를 종합적으로 고려해야 한다. 또한 앞으로 혈당 조절과는 별개로 합병증 발생을 예방할 수 있는 치료법을 새로 개발할 가능성도 충분히 있으니, 이에 대한 연구를 계속해야 할 것이다.

# 책을 시작하며

오늘도 진료실에서 마음 아프게 하는 환자를 만났다. 당뇨병을 15년쯤 앓고 있는 분으로 약간 마른 편인데, 당뇨병의 합병증 중 하나인 말초신경병증이 생겨 발의 감각이 무딘 상태였다. 이 환자에게는 내가 몇 가지 종류의 먹는 당뇨약(혈당강하제)을 복합해서 투여하고 있었는데, 그럼에도 불구하고 혈당 조절이 되지 않아 인슐린으로 바꾸라고 권유했었다. 그런데 일주일 전부터 양쪽 발가락 밑에 염증을 동반한 피부 궤양[1]이 생겨 병원을 찾아왔고, 할 수 없이 성형외과에서 염증 부위와 궤양을 도려내는 수술을 받게 했다. 그에게 왜 이런 일이 생겼느냐고 물으니, 인슐린을 맞으면 안 된다고 생각해, 혈당을 감소시키기 위해 음식 섭취량을 줄이고 하루에 5시간 이상 걸었다고 했다. 왜 인슐린 맞는 걸 그렇게 싫어하느냐고 다시 물었더니, 인슐린은 마지막 치료이고 한번 맞기 시작하면 끊을 수 없기 때문이라고 답했다. 몸 안에서 만들어지는 인슐린의 양이 부족해서 그러므로 인슐린을 보충해야 한다고 다시 설명하고 인슐린 맞는 법을 가르쳐드렸다.

이것은 한 가지 사례에 불과하다. 당뇨병에 대해 잘못 전해지고 있는 이야기가 많은데, 다음과 같은 몇 가지가 대표적이다.

---

1 피부가 벗겨져서 하부 조직까지 파인 상태.

"당뇨병 환자는 쌀밥이나 국수를 먹으면 안 되고 고기를 먹어야 한다."

"당뇨병 환자에게 가능하면 약이나 인슐린을 사용하면 안 된다. 특히 인슐린은 마약과 같아서 한번 맞기 시작하면 끊을 수 없다."

"서양 의학은 증상만 나아지게 하는 치료이므로 민간요법으로 병의 근원을 치료해야 한다."

근거가 거의 없는 이와 같은 얘기들이 환자들 사이에서는 상당한 설득력을 가지고, 인터넷 서점에서 찾아보면 의외로 이런 유형의 이야기를 하는 책자들이 인기를 얻고 있다.

당뇨병이 워낙 흔하고 중요한 병이다 보니 텔레비전에도 자주 등장하는데, 의사라는 사람들까지 나와서 비슷한 얘기를 하고 있다. 어떤 종류의 민간요법 치료제를 선전하기 위해 일간 신문에 대대적인 광고를 하는 경우도 종종 본다. 이와는 다른 얘기지만, 인슐린 펌프를 쓰면 당뇨병이 완치된다는 근거 없는 얘기를 하는 책도 있고, 텔레비전에 나와서 이런 얘기를 하는 의사도 있다. 앞으로 설명하겠지만, 인슐린 펌프는 잘 이용하면 혈당 조절에 상당히 도움이 된다. 하지만 이 기계를 쓴다고 당뇨병이 완치된다거나 합병증이 생기지 않는 것은 절대 아니다.

왜 이런 식의 잘못된 선전이나 믿음이 호응을 얻고 있을까? 당뇨병을 치료하는 의사들마저 당뇨병을 제대로 이해하지 못하기 때문은 아닐까? 이에 따라 환자에게 시행하는 치료법에 자신이 없거나 환자에게 잘못된 길을 제시하고 있는 것은 아닐까? 현재 사용되고 있는 혈당강하제나 인슐린, 심지어 인슐린 펌프같이 고생스러운 치료법도 당뇨병을 완치시켜주지는 않는다. 그러다 보니 의사들이 다리를 절단한다거나 실명을 한다는 등의 무서운 예를 들면서, "당뇨병은 완치되는 병이 아니고 장기적으로 혈당을 조절해야 하는 병이다. 식사 조절, 운동, 약물 투여, 자가 혈당 검사 등을 통해 혈당 조절을 열심히 하면 당뇨병의 무서운 합병증을 예방할 수도 있다."는 식의 소극적인 얘기를 할 수밖에 없는 것이다. 의사들도 자신이 없는데 얼마나 많은 환자가 이와 같은 설명을 듣고 적극적으로 치료에 동참할 수 있을까?

왜 우리는 다른 사람들처럼 병의 근원을 치료한다거나 완치시킨다고 자신 있게 얘기하지 못할까? 아마도 우리가 의사로서 훈련을 받을 때 근거 없는 치료를 하면 안 된다고 교육을 받았기 때문일 것이고, 이것은 사이비 치료를 주장하는 다른 사람들과 차별화할 수 있는 우리의 중요한 강점이다. 그렇지만 사이비 치료를 없애기 위해서는 나와 같은 소위 정통의학을 하는 사람들도 기존의 보수적인 색깔에서 벗어나 조금은 개방적이고 희망적인 얘기를 들려줄 수 있어야 한다. 특히 당뇨병은 개개인마다 서로 성격이 다른 만큼 '혈당 조절'이라는 천편일률적인 목표가 아닌, 개인의 상태에 따라 서로 목표가 다른 '맞춤 치료'를 해야 한다는 것이 나의 생각이다. 물론 여기에 충분한 과학적 근거가 동반되어야 한다는 것은 너무나 당연한 얘기다.

2015년 환갑이 되는 해를 맞아, 지금까지 내가 몰두해왔던 의학 연구와는 다른 일을 해보고 싶다는 생각이 들어 이 작업을 시작했다. 이제 정년퇴임도 얼마 남지 않았으니 그동안 내가 공부해온 당뇨병에 대한 지식을 정리해보고 싶었다. 앞으로의 당뇨병 연구 및 진료를 책임질 후배 의사들에게 현재 우리가 믿고 있는 당뇨병 관련 지식의 실과 허를 알리고, 이를 통해 새로운 연구와 치료법 개발의 초석이 될 수 있는 책을 쓰고자 했다. 그렇지만 이왕이면 당뇨병이나 다른 대사 질환을 연구하는 생명과학자, 환자 치료에 참여하는 다른 직종의 의료진, 교육자와 당뇨병 환자 및 일반 독자까지도 읽을 수 있도록 쉽게 쓰겠다고 마음먹었다. 그런데 그사이 여러 가지 다른 일들 때문에 미루어지다가 이제야 책으로 나오게 되었다.

당뇨병 전문가를 포함한 많은 사람이 당뇨병을 혈당이 높은 병으로만 파악하고 있기 때문에 어떤 방법으로든 혈당만 낮추면 된다고 생각한다. 이미 오래전에 DCCT 연구 및 UKPDS 연구라는 대규모 임상 연구를 통해 혈당을 감소시키면 당뇨병의 합병증 발생을 상당 부분 감소시킬 수 있다는 것이 증명되었기 때문에, 대부분의 의사들 역시 혈당만 떨어뜨리면 된다는 생각을 하게 되었다. 이 생각은 반은 진실이고 반은 진실이 아니다. 잘 알려진 바와 같이 합병증 예방을 위해서는 혈당 조절을 잘하는 것이 매우 중요하지만, 혈당 조절만 가지고는 당뇨병 치료를 충분히 할 수 없다. 아니 혈당 조절만 너무 강조하다 보면 더 중요한 것을 놓칠 수도 있다.

최근 우리나라에서의 당뇨병 증가 원인 중 제일 중요한 것은, 서구화에 따른 식사 패턴의 변화, 즉 고기와 당분 섭취의 증가다. 이와 같은 음식이 충분하지 않아 주로 밥과 채소만 먹었던 몇십 년 전에는 당뇨병이나 비만, 동맥경화증이 드물었다는 점을 생각하면 당연한 얘기다. 그런데 이상하게도 "당뇨병 환자는 밥을 먹으면 안 되고 고기를 많이 먹어야 한다."는 잘못된 주장이 일종의 종교처럼 널리 번지고 있다. 이와 같은 주장은 자가 혈당 검사가 보급되어 혈당을 쉽게 잴 수 있으면서 더욱 많은 사람의 호응을 얻고 있는데, 실제로 밥을 먹고 혈당을 재보면 고기를 먹었을 때보다 혈당이 많이 올라가는 것을 '확인'할 수 있다. 그뿐만 아니라 과일을 먹고 혈당을 재도 밥을 먹었을 때보다 혈당이 적게 올라가기 때문에 밥 대신 과일로 끼니를 때우는 환자도 있다. 당뇨병은 인슐린 작용이 감소한 병인데도, 약이나 인슐린을 쓰면 안 된다는 잘못된 믿음 때문에 어떻게든 혈당만 오르지 않게 하면 된다고 생각하고 밥을 안 먹고 약이나 인슐린을 줄이려는 환자도 있다. 하지만 이것은 우리가 혈당(포도당)만 잴 뿐 실제로는 더 위험한 지방산이나 과당, 아미노산 등 다른 물질을 쉽게 재지 못하기 때문이다.

당뇨병은 혈당이 높은 것으로 정의되는 병이지만, 더 정확하게 얘기하면 인슐린의 작용이 감소한 병이다. 몸 안에서 인슐린이 생산되지 않아 양이 부족한 상태거나, 인슐린이 만들어지기는 하나 작용이 부족한 상태(인슐린 저항성), 즉 몸 안에 필요한 양만큼 인슐린이 충분하지 않은 상태를 말한다. 인슐린의 작용이 부족하면 혈당이 올라가는데, 혈당 상승은 인슐린 작용 부족으로 나타나는 여러 가지 대사 이상 중 한 가지에 불과하다. 인슐린의 작용이 부족하면 혈당 상승 외에도 지방산 대사 이상, 단백질 대사 이상 등 총체적인 영양소 대사의 이상이 나타난다.〔그림 1-1, 그림 1-2〕 그런데 쉽게 측정할 수 있는 것이 혈당이기 때문에 다른 영양소 대사에 나타나는 이상은 무시하고, 어떻게든지 혈당만 정상화시키면 모든 문제가 해결될 거라고 생각하는 것이 많은 당뇨병 전문가들이 잘못 생각하고 있는 현대 의학의 한계인 것이다. 장님 생쥐들이 코끼리 다리를 만지고 기둥 같다고 얘기하는 것과 마찬가지다.

당뇨병은 한 가지 병이 아니라 최소한 제1형 당뇨병과 제2형 당뇨병으로 불리는 2가지 서로 다른 병을 포함하는 다양한 질병군이다. 한편 서구인은 제2형 당뇨병 환자 대부분이 뚱뚱한 데 반해 우리나라에는 뚱뚱하지 않은 환자가 더 많다. 따라서 서구인에서의 치료 원칙을 우리나라 환자에게 그대로 적용하면 안 된다. 그런데 현재 나와 있는 당뇨병 관련 책 대부분이 외국 책을 거의 판박이 한 경우가 많다. 특히 개개인의 환자마다 서로 다른 원인의 당뇨병이 왜 생기는지, 각각 어떤 식으로 치료하면 좋은지, 혈당 조절 외에 실천해야 하는 것은 무엇인지에 대한 얘기를 충분히 하고 있지 않다.

그림 1-1      정상인의 인슐린의 작용

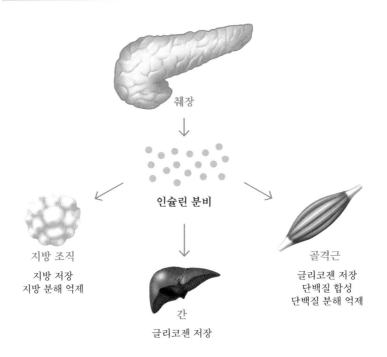

췌장

인슐린 분비

지방 조직
지방 저장
지방 분해 억제

간
글리코젠 저장

골격근
글리코젠 저장
단백질 합성
단백질 분해 억제

대한당뇨병학회에서는 몇 년에 한 번씩 진료에 대한 가이드라인을 만들어 발표하고 있다. 그 시점에 미국당뇨병학회 등 의학계에서 널리 인정되고 있는 치료법을 우리나라 현실에 맞게 고친 일종의 표준 지침서 같은 것이다. 이와 같은 가이드라인이 제시하는 당뇨병 치료법이 현재로서는 최선의 방법이라는 점은 나 역시 동의하고, 실제로 당뇨병 환자 진료에 이를 철저히 적용하고 있다. 나는 제자들에게 "연구할 때는 새로운 사실을 찾아내기 위

그림 1-2    당뇨병 상태에서 영양소 대사의 변화

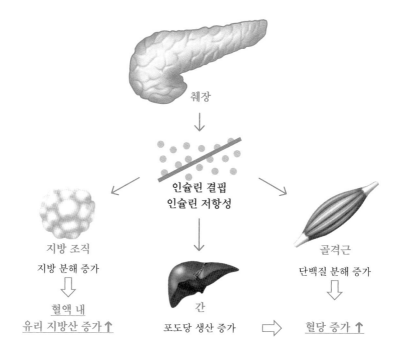

췌장

인슐린 결핍
인슐린 저항성

지방 조직
지방 분해 증가

혈액 내
유리 지방산 증가 ↑

간
포도당 생산 증가

골격근
단백질 분해 증가

혈당 증가 ↑

해 자유롭고 개방적인 생각을 해야 하지만, 임상 의사로서 환자를 진료할 때는 확실한 근거에 의거한 보수적인 입장을 고수해야 한다."는 얘기를 자주 해왔다. 사실 이 책에서 권장하는 치료법 역시 현재 대한당뇨병학회에서 권장하는 치료 가이드라인과 크게 다르지 않을 것이다.

하지만 이 책에는 이와 같은 가이드라인에 입각한 보수적인 생각과는 조금 다른 얘기도 담았다. 즉, 30년 넘게 당뇨병 환자를 돌보는 의사로 살아오면서 가졌던 의문점들, 즉 당뇨병은 왜 생기고 어떻게 치료해야 하는지에 대해 현재 내가 알고 있는 것, 모르고 있는 것, 그리고 개인적으로 '믿고 있는 것'을 솔직히 털어놓았다. 이와 같은 일탈이 동료 전문가들에게 이상하게 보일 수도 있다. 그러나 우리가 어떤 일에 대해 '알고 있다'는 것이 실제로는 '알고 있다고 믿고 있는' 경우가 많으며, 내가 의사 생활을 해온 30여 년 동안에도 당뇨병에 대한 지식과 믿음은 계속 변해왔다. 따라서 지금 우리가 진실이라 믿고 있는 것이 앞으로도 계속 진실로 남지 않을 수도 있다. 그렇다고 해서 내가 정통적인 당뇨병 치료법을 부인하는 것은 절대 아니다. 그래도 제일 믿을 수 있는 것은, 그동안 많은 연구와 임상 시험을 통해 효과와 안전성이 확립된 서양 의학의 정통의학 치료법이다. 다만 우리가 '알고 있는 것'과 '알고 있다고 믿는 것'을 구별해서 파악해야 한다는 것이 나의 생각이다. 이 과정을 통해 현대 의학의 한계를 파악하고, 미래의 의학이 추구해야 할 새로운 당뇨병 치료법 개발 방향을 제시할 수 있을 것이다.

이 책은 3부로 구성되어 있다. 제1부에서는 당뇨병에 대한 일반적인 개념을 설명했다. 특히 당뇨병을 혈당이 높은 병으로 규정하고 혈당만 조절하면 된다고 생각하는 기존 입장이 수정되어야 한다는 나의 주장을 담고 있다. 제2부에서는 각각의 환자마다 상황에 따라 치료법이 어떻게 달라져야 하는지를 비롯한 실제적인 당뇨병 치료법을 설명했다. 주로 환자들을 대상으로 되도록 전문 용어를 적게 써서 쉽게 설명하고자 했지만, 의사나 다른 직종의 전문가들도 지루하지 않게 읽을 수 있도록, 흔히 잘못 알고 있는 당뇨병 치료에 대한 상식을 중심으로 설명했다. 제3부는 제1부에서 구체적으로 설명하지 않은 당뇨병에 대한 좀 더 깊은 지식을 알고자 하는 독자를 위해 마련했다. 당뇨병이나 합병증이 생기는 이유에 대한 과학적인 지식을 요약해서 설명하고, 앞으로 우리가 당뇨병에 대해 연구해야 할 방향을 제시했다. 주로 의사나 생명과학자 등 당뇨병 연구에 관심 있는 독자를 대상으로 했는데, 이 역시 당뇨병에 대해 사전 지식이 어느 정도 있는 환자나 일반 독자도 읽을 수 있도록 쉽게 설명하려고 노력했다.

한 가지 덧붙이자면, 한글은 자랑스러운 우리의 유산으로 세계적으로도 가장 과학적이고 합리적인 문자다. 그러나 소리 나는 대로 적다 보니 전문 용어의 의미가 때로는 정확히 전달되지 않을 수도 있다. 우리 선배님들 세대의 경우 한자와 한문에 능숙했지만, 나만 해도 한자를 읽기는 해도 잘 쓰지 못하고, 나보다 더 젊은 세대는 읽는 것조차 익숙지 않다. 이에 비해 영어는 비교적 익숙하다. 이 책에서는 전문적인 의학 용어나 과학 용어를 최대한 덜 쓰려고 노력했지만, 필요한 경우 영어 용어를 같이 표기했다.

나의 은사님이신 민헌기 선생님께 처음 당뇨병에 대해 배운 1983년 어느 날이었다. 당시 나는 서울대학교병원 내과 레지던트로 선생님의 외래 진료를 도와드리고 있었다. 환자를 바쁘게 보시던 선생님이 환자 진료를 잠시 중단하고 나를 부르셨다. 그러고는 그 환자의 기록을 보여주시면서 말씀하셨다. "이 환자는 말이야. 당뇨가 20년이 넘었고, 식전 혈당이 250, 식후 혈당이 350 정도로 계속 조절이 안 됐는데 놀랍게도 당뇨 합병증이 하나도 없어. 나는 이해를 못 하겠으니 자네들이 앞으로 왜 이런 일이 일어나는지 알아내도록 하게." 은사님께 이 말씀을 들은 이후 전문의로 독립해 당뇨병 환자를 진료한 지도 어느새 30년이 넘었다. 은사님 말씀대로 실제 어떤 사람은 혈당 조절을 잘 못 해도 합병증이 생기지 않고, 어떤 사람은 혈당 조절을 철저히 해도 합병증이 진행된다. 솔직히 왜 이런 일이 나타나는지 나 역시 잘 모르지만, 은사님의 그 말씀이 이후 내가 당뇨병에 대해 연구를 하는 중요한 화두로 작용했으며 지금 이 책을 쓰는 원천적 동기가 되었음을 밝혀둔다.

제1부

# 당뇨병이란?

당뇨병이 어떤 병인지 제대로 이해하고 하는 치료와 그저 혈당만 낮추면 된다고 생각하고 하는 치료는 하늘과 땅 차이다. 그동안의 나의 경험으로 보면, 환자에게 '무엇을 해야 한다'라거나 '무엇을 하면 안 된다'는 식의 강압적인 사고를 주입하는 것만으로는 당뇨병 치료 효과가 충분히 나타나지 않는다. 당뇨병을 제대로 치료하기 위해서는 환자 자신에 의한 적절한 동기 유발이 필수인데, 이를 위해서는 당뇨병에 대한 올바른 이해가 선행되어야 한다.

제1부에서는 당뇨병은 어떤 병인지, 발생 원인에 따라 얼마나 다른 유형으로 나타나는지, 그리고 각각의 유형을 어떤 식으로 치료해야 하는지에 대한 전반적인 내용을 담았다.

# 1. 당뇨병은 어떤 병인가?

목이 말라 물을 많이 마신다든지(다음 polydipsia), 오줌을 많이 눈다든지(다뇨 polydipsia), 식욕이 좋아서 많이 먹음(다식 polyphagia)에도 불구하고 체중이 빠지는 등 현재의 당뇨병 증상과 비슷한 증상의 환자 기록이 약 3,600년 전의 이집트 파피루스에 남아 있다. 또한 약 2,500년 전 인도에서도 맛있는 음식을 좋아해 살이 찐 사람들에게 자주 생기는 병과 이들 환자의 소변이 달다는 기록이 있다. 중국에서는 갈증과 같은 당뇨병의 증상을 의미하는 '소갈'이라는 병명을 썼으며, 우리나라의 〈동의보감〉에도 소갈증을 해소할 수 있는 처방 기록이 있다.

서구에서 당뇨병의 원인을 과학적으로 설명할 수 있게 된 계기는 1889년 민코프스키Minkowski라는 학자가 개의 췌장을 적출하면 당뇨병이 생긴다는 것을 발견하면서였다.[2] 지금도 유럽에서는 그를 현대 당뇨병의 효시라고 얘기한다. 그리고 그로부터 약 30년

---

2   Houssay BA. The discovery of pancreatic diabetes; the role of Oscar Minkowski. *Diabetes*. 1952;1(2):112-6.

이 지난 1921년, 캐나다 토론토 대학의 밴팅Banting과 베스트Best가 개의 췌장에서 뽑은 추출물을 당뇨병을 유발한 개에 투여할 때 당뇨병이 좋아지는 것을 발견했다. 이들은 이를 바탕으로 죽음을 앞두고 있는 어린 당뇨병 환자에게 농축된 췌장 추출물을 투여하면 1년 이상 생명을 연장할 수 있다는 것을 밝혀 1925년에 노벨 의학상을 수상했다.[3]

그로부터 35년쯤 후인 1957년에는 미국의 앨로Yalow 박사가 방사면역측정법radioimmunoassay을 개발했다. 혈액에서 인슐린과 반응하는 항체antibody가 종종 발견된다는 사실을 근거로, 인슐린과 동위원소를 붙인 인슐린 항체가 결합하는 비율로부터 혈액 내 인슐린 농도를 측정하는 새로운 방법이었다. 이 방법은 지금까지도 여러 가지 미량물질을 측정하는 데 널리 이용되고 있다. 그런데 방사면역측정법으로 당뇨병 환자의 혈액 내 인슐린을 측정해보니, 혈액 내 인슐린이 결핍된 환자가 드물게 있기는 하나, 대부분의 환자에게서 오히려 정상인보다 인슐린 양이 더 많다는 놀라운 사실을 발견했고, 이로부터 인슐린의 작용이 감소한 '인슐린 저항성insulin resistance'이라는 개념이 처음 제시되었다.[4] 소아에게 주로 나타나고 인슐린을 투여하지 않으면 얼마 가지 않아 생명을 잃는

3   Banting FG. An Address on Diabetes and Insulin: Being The Nobel Lecture Delivered at Stockholm on September 15th, 1925. *Can Med Assoc J.* 1926;16(3):221-232.
4   Yalow RS, Berson SA. Immunoassay of endogenous plasma insulin in man. *J Clin Invest.* 1960;39:1157-1175.

심한 당뇨병 외에, 그보다 가벼운 당뇨병이 어른에게 흔히 나타난다는 것이 이후 널리 인정되었다.[5] 이에 따라 당뇨병은 크게 어른에게 나타나는 가벼운 형태의 '성인형' 당뇨병, 소아에게 주로 나타나는 심한 형태의 '소아형' 당뇨병으로 분류되었다.

그러나 소아형 당뇨병이 성인형 당뇨병보다 심할 확률은 더 높지만, 발병 연령이 어린 환자라도 가벼운 '성인형' 당뇨병이 있고 성인 환자 중에도 심한 '소아형' 당뇨병이 있다는 것이 알려졌다. 한편 췌장에서 인슐린과 함께 분비되는 C-펩타이드C-peptide라는 물질을 혈액이나 소변에서 방사면역측정법으로 측정하는 방법이 보편화하면서, 발병 연령과 관계없이 인슐린의 절대적 결핍이 특징인 '인슐린 의존형' 당뇨병과 인슐린 저항성 또는 인슐린의 상대적 부족이 특징인 '인슐린 비의존형' 당뇨병으로 분류했다.[6] 더 근래에 들어서는 이와 비슷한 개념이기는 하나 병의 원인에 따른 분류를 채택, 제1형 및 제2형이라는 분류법을 사용하고 있다.[7]

지금은 당연한 상식이 되었지만, 당뇨병은 소변에서 당이 나온다는 이름과 달리 혈당(혈액 내 포도당)이 높은 병으로 정의된다. 당

5  West K. *Epidemiology of Diabetes and its Vascular Lesion*. 1978.
6  Classification and diagnosis of diabetes mellitus and other categories of glucose intolerance. National Diabetes Data Group. *Diabetes*. 1979;28(12):1039-1057.
7  Report of the Expert Committee on the Diagnosis and Classification of Diabetes Mellitus. *Diabetes Care*. 1997;20(7):1183-1197.

뇨병diabetes mellitus은 혈당은 높지 않으나 신장에서의 포도당 재흡수 장애로 나타나는 신성당뇨병renal glycosuria과는 구별해야 한다. 보통 사람의 경우 혈당이 180mg/dL 정도 되면 소변으로 포도당이 빠져나오는데, 신성당뇨병 환자는 혈당이 높지 않아도 소변으로 포도당이 배출된다. 한편 당뇨병 환자군에서도 소변으로 포도당이 나오는 혈당 수치는 사람에 따라 다르다. 대개 젊은 사람에게서는 혈당이 180mg/dL보다 낮아도 소변으로 포도당이 나오는 데 반해, 나이가 많은 사람에게서는 더 높은 혈당 상태에서만 소변에서 포도당이 검출된다.

지금은 손끝에서 1분 안에 혈당을 재는 것이 일반화되었지만, 내가 레지던트로 일할 때인 1980년대에는 혈당 검사를 하는 데 몇 시간이 걸렸다. 그 때문에 실제 병실에서는 소변으로 나오는 포도당을 재서 인슐린 용량을 정하는, 지금 생각하면 상당히 위험한 치료를 했다.

전체 인구 집단의 혈당 분포를 보면 공복혈당 140mg/dL, 식후 2시간 혈당 200mg/dL를 기준으로 크게 두 군으로 나뉘기 때문에 예전에는 이것을 당뇨병 진단 기준으로 삼았다. 그러다 근래에는 공복혈당치가 126mg/dL이 넘는 당뇨병 환자에게 눈에 나타나는 합병증인 망막병증이 생길 수 있다는 사실을 근거로 공복혈당치 126mg/dL를 당뇨병의 진단 기준으로 쓰고 있고, 3개월 정도의 평균 혈당을 나타내는 지표로 알려진 당화혈색소hemoglobin A1c를 기

준으로 6.5% 이상을 당뇨병으로 진단하기도 한다.[8]

　　당뇨병이 오래된 일부 환자에게 여러 종류의 특징적인 병이 나타나는데, 이를 당뇨병의 합병증complication이라고 부른다. 일반적으로 당뇨병의 합병증은 당뇨병이 오래될수록, 그동안의 혈당 조절이 불량할수록 더 자주 나타나며, 이에 따라 높은 혈당을 합병증의 원인으로 보고 있다.

　　이상 당뇨병은 혈액 내 포도당(혈당) 농도가 높은 병으로 정의되며, 이처럼 상승한 혈당을 정상으로 만드는 것이 일차적인 치료 목표다. 그러나 앞에서도 얘기했듯이 당뇨병 상태에서는 혈당 증가 외에 여러 가지 영양소 대사에 총체적인 이상이 나타난다. 인슐린 부족이나 인슐린 작용의 부족이 지방산이나 단백질 대사의 이상 및 산화 스트레스 증가를 초래할 것이다. 몸이 정상적인 기능을 유지하는 데 필요한 미량원소나 비타민의 결핍을 초래할 수도 있다. 이런 것들이 복합적으로 당뇨병의 합병증을 유발하는 원인 기전으로 작용할 것이다.

---

8　American Diabetes A. 2. Classification and Diagnosis of Diabetes. *Diabetes Care*. 2017;40(Suppl 1):S11-S24.

## 2. 당뇨병의 유형

증례 1.

서울아산병원이 개원하고 얼마 되지 않은 1990년대 초에 내가 진료한 환자다. 평소 건강했던 중학생 아이가 일주일 전부터 이유 없이 피로감과 갈증이 심했고, 하루 전부터는 구토 증상이 나타나 개인 의원에 갔다가 당뇨병이 발견되어 응급실로 이송되었다. 응급실 도착 당시 의식이 혼미하고 탈수가 심했으며, 혈액 검사에서 pH가 6.9로 산성이고 케톤이 검출되는 등 당뇨병성 케톤산혈증diabetic ketoacidosis으로 진단돼 수액 및 인슐린 정맥 투여 후 호전되었다. 집안에 당뇨병 환자가 전연 없었기 때문에 가족들은 아이에게 당뇨병이 발생한 것을 납득하지 못했으나, 당뇨병에 대한 적극적인 교육 이후 다행히 이를 수용해 인슐린 펌프 치료를 시작한 상태로 퇴원했다. 이후 약 1년간 하루에 네 번 자가 혈당 측정을 하면서 인슐린 펌프 치료를 시행했는데, 환자가 이를 너무 힘들어해 아침 식전과 저녁 식전에 한 번씩 자가 혈당 검사를 하면서 속효성 인슐린과 중간형 인슐린을 섞어 두 번을 맞는 치료법으로 바꾸었다. 아직까지 외래로 방문 중인 환자인데 25년이 지났지만 특별한 당뇨 합병증 없이 건강하게 잘 지내고 있다.

증례 2.

40세인 가정주부가 6개월 전부터 시작된 체중 감소 때문에 내원했다. 평소 신장 158cm에 몸무게 68kg 정도로 뚱뚱한 편이었는데 체중이 10kg 정도 빠졌으며, 자꾸 배가 고프고 목이 마르며 밤중에 두세 번 소변을 본다고 했다. 식후 혈당은 360mg/dL으로 상당히 높았지만 소변에서 케톤은 검출되지 않아 제1형 당뇨병은 아닐 것이라 판단했다. 그래도 이를 다시 확인하기 위해 혈액에서 C-peptide와 GAD 항체 검사를 의뢰했고, 당뇨병에 대한 기본 교육을 실시한 후 먹는 혈당강하제를 처방했다. 눈과 신장의 합병증 검사를 실시하고 일주일 뒤에 확인했는데, 다행히 아직 합병증은 발생하지 않았고 예측한 대로 제1형 당뇨병은 아니었다. 당화혈색소(HbA1c)는 10.2%로 상당히 높았지만, 공복혈당이 150mg/dL으로 어느 정도 감소해 같은 약을 처방하고 3개월 후에 다시 내원하게 했다. 그로부터 3개월 후 검사에서 당화혈색소는 7.2%로 호전되었으나 체중이 63kg으로 발병 때보다 5kg이나 증가해, 더 이상의 체중 증가가 나타나지 않도록 식사량을 줄여야 한다고 설명하고, 혈당강하제도 체중이 늘지 않는 다른 약으로 바꿔서 처방했다.

앞의 증례처럼 당뇨병에는 인슐린의 절대적 결핍이 특징인 제1형(인슐린 의존형) 당뇨병, 인슐린 저항성 또는 인슐린의 상대적 부족이 특징인 제2형(인슐린 비의존형) 당뇨병 2가지가 있다. 인슐린은 소화액을 만드는 소화샘인 췌장pancreas(이자)에 있는 베타세포에서 만들어지는데, 이 베타세포가 선택적으로 파괴돼 혈액 내 인슐린이 결핍되면 '인슐린 의존형' 또는 '제1형' 당뇨병이 발생한다.

인슐린의 작용 중 제일 잘 알려진 것이 혈당을 감소시키는 작용이지만, 실제로 몸 안에서 인슐린이 하는 가장 중요한 일은 체지방 유지에 관한 것이다. 인슐린은 우리가 음식을 먹었을 때 최대한 많은 양의 영양소를 몸 안에 저장하는 일을 하는데, 우리가 먹은 음식 중 대부분의 잉여 에너지는 지방조직에 중성지방triglyceride의 형태로 저장된다. 반면 굶거나 인슐린이 부족하면 중성지방이 지방산fatty acid이라는 물질로 분해되어 핏속을 돌아다닌다. 즉, 인슐린이 부족하면 체지방을 유지하지 못해 살이 빠지게 된다. 한편 인슐린이 심하게 부족하면 지방산이 케톤ketone이라는 물질로 변하는데, 케톤은 산성이기 때문에 핏속에 과도하게 축적되면 당뇨병성 케톤산증diabetic ketoacidosis이라고 부르는 위험한 상태가 초래된다. 이와 같이 절대적인 인슐린 결핍과 이에 따라 케톤산이 만들어지는 상태가 제1형 당뇨병인데, 혈당 수치보다는 인슐린의 결핍 정도가 진단의 기준이 된다.

인슐린의 양은 췌장에서 인슐린과 같이 만들어지는 C-펩타이드라는 물질을 혈액에서 측정해 알아볼 수 있는데, 제1형 당뇨병 환자에서는 정상인에 비해 심하게 감소하거나 완전히 소실되기도 한다. 이 병은 주로 어린 나이에 생기지만 어른에게 발병하는 경우도 있다. 말 그대로 생명을 유지하기 위해서는 인슐린이 꼭 필요한 심한 형태로, 보통 일생 내내 인슐린을 주사로 투여해야 한다. 다행히 우리나라에는 제1형 당뇨병이 다른 나라에 비해 비교적 드문 편이다.[9] 제1형 당뇨병은 핀란드와 같은 추운 나라에서 높은 발생률을 보여 어떤 종류의 바이러스가 병의 원인일 가능성이 제시되었으나, 아직 정확히 밝혀지지는 않은 상태다.

이에 반해 '인슐린 비의존형' 또는 '제2형' 당뇨병은 비교적 가벼운 형태로 40세 이후 어른에게서 주로 나타나는데, 어린 나이에 당뇨병이 생긴 환자에서도 종종 발견된다. 제1형 당뇨병은 몸 안에서 만들어지는 인슐린 양의 절대적 부족이 원인이라고 확립된 반면, 제2형 당뇨병의 원인에 대해서는 아직까지도 학자들 사이에서 논란의 여지가 있다. 대부분의 학자가 비만한 환자의 경우 인슐린의 절대량이 정상인보다 많으나 인슐린이 몸 안에서 제대로 작용하지 못하는, 소위 '인슐린 저항성insulin resistance' 상태가 이 병의 일차적인 원인이라고 주장한다.[10] 반면에 비만한 사람 모

9   Karvonen M, Tuomilehto J, Libman I, LaPorte R. A review of the recent epidemiological data on the worldwide incidence of type 1 (insulin-dependent) diabetes mellitus. World Health Organization DIA-MOND Project Group. *Diabetologia*. 1993;36(10):883-892.
10   Bjorntorp P. Abdominal obesity and the metabolic syndrome. *Ann Med*. 1992;24(6):465-468.

두가 당뇨병이 생기는 것은 아니기 때문에 베타세포의 인슐린 생산 부족이 이 병의 제일 중요한 원인이라고 주장하는 학자들도 있다.[11] 물론 제1형 당뇨병과 달리 인슐린이 몸 안에서 어느 정도 만들어지기 때문에 인슐린을 쓰지 않는다고 해서 당장 생명이 위독해지는 경우는 없다. 하지만 생활 습관 관리나 먹는 약으로 혈당 조절이 이루어지지 않는 경우에는 인슐린을 종종 사용한다.

환자가 자신의 당뇨병이 어느 형에 속하는지 아는 것은 매우 중요하다. 몸에서 인슐린이 생산되지 않는 제1형 '인슐린 의존형' 당뇨병 환자의 경우 인슐린을 쓰지 않으면 생명 유지가 어렵기 때문에 의사나 환자 모두 발병 당시부터 의심하지 않고 인슐린을 사용한다. 간혹 제1형 당뇨병이라도 부족하기는 하지만 인슐린의 양이 어느 정도 남아 있는 경우 당장의 생명 유지에는 문제가 없기 때문에 인슐린을 쓰지 않기도 한다. 그러나 대개 시간이 흐를수록 인슐린 부족이 점점 심해져 결국 인슐린을 쓸 수밖에 없다. 이와 같은 상태를 보통 제1.5형 당뇨병 또는 제1형 '인슐린 비의존형' 당뇨병이라고 하는데, 혈액에서 당뇨병의 원인 중 '자가면역기전'을 나타내는 물질을 재면 이런 환자를 미리 알아내는 데 도움이 된다.[12] 이들 환자는 완전한 '인슐린 의존형' 당뇨병이 아니더라도 미리 인슐린을 사용하기를 권한다.

---

11  Porte D, Jr. Banting lecture 1990. Beta-cells in type II diabetes mellitus. *Diabetes*. 1991;40(2):166-180.
12  Lee SA, Lee WJ, Kim EH, et al. Progression to insulin deficiency in Korean patients with Type 2 diabetes mellitus positive for anti-GAD antibody. *Diabet Med*. 2011;28(3):319-324.

이에 반해 전형적인 제2형 당뇨병 환자의 경우 베타세포가 파괴되어 완전히 없어진 상태가 아니기 때문에 꼭 인슐린 치료를 해야 하는 것은 아니다. 실제로 많은 경우 먹는 약을 투여함으로써 혈당을 조절할 수 있다. 하지만 살이 찔 수 있다는 점을 제외하고는 인슐린 치료가 당뇨병 상태를 호전시킬 수 있는 제일 좋은 치료법이기 때문에 특히 비만하지 않은 제2형 당뇨병 환자에게는 적극적으로 권장된다. 따라서 환자마다 체질량지수를 바탕으로 자신이 주로 인슐린저항성과 관련된 비만형 당뇨병인지, 상대적 인슐린 부족과 관련된 비비만형 당뇨병인지를 알아두면 좋다. 앞으로 설명할 식사요법이나 약물요법과 같은 치료법이 병의 종류에 따라 달라지기 때문이다.

# 3. 우리나라 당뇨병의 특징

우리나라에서 처음으로 당뇨병에 관심을 가지신 분은 몇 년 전에 작고하신 설원 김응진 선생님이다. 선생님께서는 서울대학교 의과대학 교수 발령을 받은 후 당시 우리나라에서 제일 흔한 병이었던 소화기 질환에 대해 공부를 하기 위해 미국으로 연수를 가셨다. 그때 미국에서 당뇨병이 매우 흔한 병이라는 것을 알고 귀국 후 1960년대에 은행원, 농촌 주민 등에서 당뇨병이 얼마나 흔한지에 대한 역학 연구를 비롯한 많은 일을 하셨고, 다른 학자들을 독려해 당뇨병학회를 만드셨다. 지금의 당뇨병 진단 기준과 다르기 때문에 정확히 비교하기는 어렵지만 약 0.5~1%의 한국인 소변에서 포도당이 검출된다고 보고하셨다.

이후 당뇨병, 특히 제2형 당뇨병은 폭발적으로 늘고 있다.[그림 2][13][14] 이와 같은 당뇨병 증가 이유로 여러 가지를 생각할 수 있지만, 서구화에 따른 경제 발전과 함께 비만이 증가한 것이 가장 큰

---

13  Kim DJ. The epidemiology of diabetes in Korea. *Diabetes Metab J.* 2011;35(4):303-308.
14  Noh J. The Diabetes Epidemic in Korea. *Endocrinol Metab (Seoul).* 2016;31(3):349-353.

그림 2 국내 당뇨병 유병률의 증가

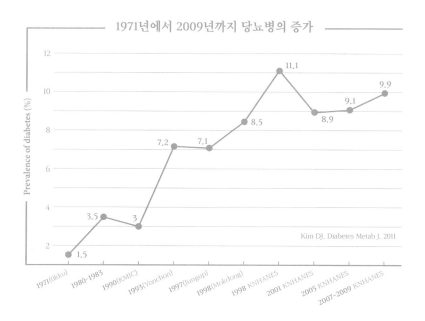

1971년에서 2009년까지 당뇨병의 증가

Kim DJ. Diabetes Metab J. 2011

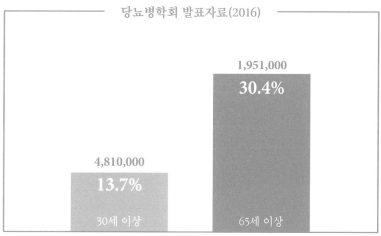

당뇨병학회 발표자료(2016)

Diabetes Fact Sheet in Korea 2016

원인이다. 그런데 외국의 경우 제2형 당뇨병 환자 대부분이 비만형인 데 반해, 우리나라에는 비만하지 않은 제2형 당뇨병 환자도 상당하다. 우리 연구팀은 1997년에 이와 관련된 연구를 할 기회가 있었다. 가장 쉽고 간단한 방법으로 서울아산병원에 다니는 당뇨병 환자의 현재 키와 체중을 확인하고, 당뇨병 발생 전의 생애 최대 체중을 문진으로 확인했다. 비만도를 보이는 지표로 체질량지수body mass index; BMI를 측정하는데, 체중(kg)을 신장(m)의 제곱으로 나눈 값으로, 우리나라 사람은 보통 20 이하를 저체중underweight, 20~25를 정상normal, 25 이상을 비만obesity, 30 이상을 고도비만으로 정의한다. 이 연구 결과 우리나라 당뇨병 환자의 경우 전체의 38%가 비만 상태였는데, 문진상 뚱뚱했던 적이 있었던 사람이 전체의 72%를 차지했다.[15] 현재 비만하지 않은 환자들의 혈액 내 C-펩타이드 수치가 더 낮았고, 인슐린 치료를 받고 있는 환자의 비율이 비만한 환자보다 더 많았다. 즉, 당뇨병이 발생하기 전에 비만이었던 사람에게서 당뇨병이 많이 생기지만, 상당수의 당뇨병 환자는 발병 후 살이 빠져 비비만형 당뇨병에 속한 것이다. 20년이 지난 지금은 비만한 사람이 더 많아졌지만, 여전히 우리나라 당뇨병 환자의 반 이상은 비만하지 않은 형태에 속한다. 비만한 당뇨병 환자의 일차적인 원인이 인슐린 저항성의 증가인 데 반해, 비만하지 않은 환자의 경우 상대적 인슐린 부족이 더 중요한 원인

---

15  Park JY, Lee KU, Kim CH, et al. Past and current obesity in Koreans with non-insulin-dependent diabetes mellitus. *Diabetes Res Clin Pract*. 1997;35(1):49-56.

으로 작용하는 것으로 추정한다.

흥미롭게도 우리나라 사람들은 서구인에 비해 같은 정도의 비만 상태에서 당뇨병이 더 많이 발생한다.[그림 3] 미국 애리조나주에 사는 원주민인 피마 인디언이 세계적으로 당뇨병이 제일 흔한 부족인데, 2차 세계 대전 이후 비만과 당뇨병이 급증했다. 전 인구의 대부분이 비만에 속하며, 당뇨병이 있는 사람도 전 인구의 50%에 이른다.[16] 이들에서 당뇨병이 비만과 연관되어 나타난다는 것은 의심의 여지가 없어 보인다.

하지만 우리나라나 일본에서는 당뇨병과 비만의 관계가 서구인이나 피마 인디언과는 다르게 나타난다. 최근 전 세계적으로 비만 발생이 증가하고 있는데, 특히 미국인에서 비만 발생이 급격히 증가하고 있다. 그렇지만 미국인과 한국 및 일본인의 당뇨병 빈도에는 큰 차이가 없다.

좀 오래된 얘기지만, 일본인 3세 미국인인 시애틀의 후지모토 Fujimito 교수의 연구에 따르면, 일본인 3세의 경우 일본 본토에 사는 일본인에 비해 더 뚱뚱하고 당뇨병도 더 흔하다. 이들과 미국에 사는 백인을 비교했을 때 비만은 큰 차이가 없지만 당뇨병은

---

16  Knowler WC, Bennett PH, Hamman RF, Miller M. Diabetes incidence and prevalence in Pima Indians: a 19-fold greater incidence than in Rochester, Minnesota. *Am J Epidemiol*. 1978;108(6):497-505.

그림 3 나라/인종별 당뇨병 유병률과 체질량 지수

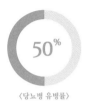
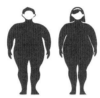

**50%**
〈당뇨병 유병률〉

| BMI: 40 | 피마인디언 |
|---|---|

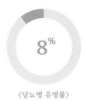
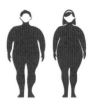

**8%**
〈당뇨병 유병률〉

| BMI: 30 | 미국 백인 |
|---|---|

\* 체질량지수가 훨씬 낮음에도
불구하고 미국 백인에 비해
당뇨병 유병률이 더 높다

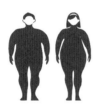

**20%**
〈당뇨병 유병률〉

| BMI: 32 | 일본인 3세 |
|---|---|

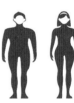

**10%**
〈당뇨병 유병률〉

| BMI: 23 | 일본인 / 한국인 |
|---|---|

더 흔해 전 인구의 20% 정도가 당뇨병을 가지고 있다.[17] 최근에도 같은 정도의 체질량지수body mass index; BMI를 가진 사람들끼리 비교했을 때, 미국에 사는 아시아인들이 백인보다 2배가량 당뇨병이 더 흔하다는 연구 결과가 보고되었다.[18]

　이와 같은 차이가 나는 이유는 무엇일까. 여러 가지를 생각할 수 있겠지만, 우리 연구팀은 우리나라나 일본 사람들에서는 체중이 늘면서 생기는 인슐린 저항성을 극복하기 위해 나타나야 하는 인슐린 분비의 증가가 제대로 일어나지 않을 가능성을 생각했다. 앞에서 설명한 대로 체중이 늘면 그것을 유지하기 위해 더 많은 양의 인슐린이 만들어져야 하는데, 그 능력을 벗어나면 당뇨병이 생길 것이다. [그림 4][19] 이 생각은 최근 서울대학교병원 박경수 교수팀이 약 10년간의 코호트 연구cohort study를 통해 증명했다.[20] 즉, 식생활의 서구화가 지금 속도로 계속 진행되고 콜라와 햄버거로 대표되는 미국식 식사 섭취가 계속 증가한다면, 우리나라에서도 미국에 사는 일본인 3세의 경우와 같이 지금보다 훨씬 더 많은 사람에게 당뇨병이 나타날 것이다.

17　Fujimoto WY, Leonetti DL, Kinyoun JL, et al. Prevalence of diabetes mellitus and impaired glucose tolerance among second-generation Japanese-American men. *Diabetes*. 1987;36(6):721-729.

18　Menke A, Casagrande S, Geiss L, Cowie CC. Prevalence of and Trends in Diabetes Among Adults in the United States, 1988-2012. *JAMA*. 2015;314(10):1021-1029.

19　Min HK. Non-insulin-dependent diabetes mellitus (NIDDM) in Korea. *Diabet Med*. 1996;13(9 Suppl 6):S13-15.

20　Ohn JH, Kwak SH, Cho YM, et al. 10-year trajectory of beta-cell function and insulin sensitivity in the development of type 2 diabetes: a community-based prospective cohort study. *Lancet Diabetes Endocrinol*. 2016;4(1):27-34.

그림 4

# 우리나라에서 당뇨병 발생 증가를
# 설명하는 인슐린 분비능 감소의 역할

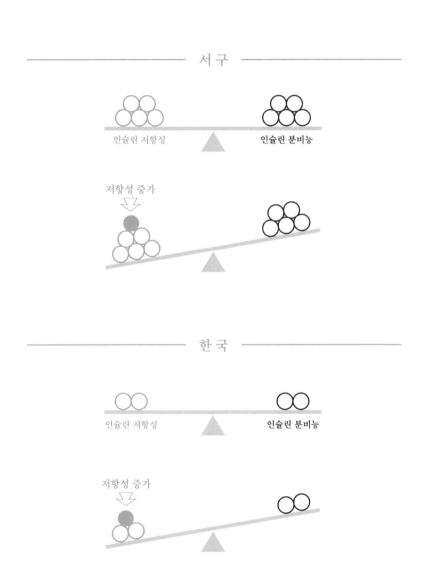

— 서 구 —

인슐린 저항성　　　인슐린 분비능

저항성 증가

— 한 국 —

인슐린 저항성　　　인슐린 분비능

저항성 증가

그렇다면 식생활의 서구화는 왜 비만과 당뇨병 발생을 증가시킬까? 1960년대부터 1970년대까지 국내에서 사용하던 미국당뇨병학회 치료 가이드라인은 탄수화물 50%, 지방 30%, 단백질 20%로 구성된 식사를 권장했다. 당시에는 일반 국민이 고기(지방, 단백질)를 많이 먹을 수 없었기 때문에 권장 식사를 할 수 없었고, 이에 따라 가난한 사람이 당뇨병에 걸리면 굶어 죽는다고 하여 '당뇨병은 부자 병'이라는 얘기가 돌았다. 역설적으로 당시에는 우리나라에 당뇨병이 거의 없었는데 식생활의 서구화가 진행되면서 당뇨병이 급증해 '국민병'이 되고 있다.

1980년대 들어 단백질을 과다 섭취하면 당뇨병의 신장 합병증 발생이 증가한다는 사실이 알려졌다. 이후 서구의 당뇨병 치료 가이드라인이 우리나라 전통 음식의 조성과 비슷하게 바뀌었다. 한편 고기를 많이 먹으면서 동맥경화증 발생도 뚜렷하게 증가하고 있다. 여담이지만 내가 레지던트로 일하던 1980년도 초에는 동맥경화증의 대표적 질환인 심근경색증myocardiac infarction도 매우 드물었다. 의학 교과서에는 심근경색증이 매우 중요한 질환이라고 적혀 있는데 거의 볼 기회가 없었기 때문에, 심근경색증 환자가 입원하면 다른 병동의 레지던트들까지 다 가서 본 기억이 있다. 잘 알려진 바와 같이 현재는 심근경색증이 매우 흔한 질환이 되어 우리나라에서 중요한 사망 원인 중 하나가 되었다.

이상을 종합해보면 많은 사람이 믿고 있는 것과는 반대로 고기를 많이 먹는 것이 오히려 당뇨병이나 비만, 동맥경화증 및 당뇨 합병증의 원인이 되며, 지금보다 좀 가난했던 1970년대 이전의 한국 음식[표1][21]이 이상적인 당뇨병 예방 및 치료 식사가 될 것이다. 왜 밥은 안전하고 고기는 위험한지는 제2부에서 설명한다.

---

21 밥이 주식이며 채소가 많고 고기가 부족한 음식을 말한다.

| 표 1 | 전통 한국식 음식과 서구식 음식의 차이 |

|  |  | 한국식 음식 | 서구식 음식 |
|---|---|---|---|
| 칼로리 |  | 적다 | 많다 |
| 탄수화물 | 복합당 | 많다 | 적다 |
|  | 단순당 | 적다 | 많다 |
| 육류 |  | 적다 | 많다 |
| 비만 |  | 적다 | 많다 |
| 당뇨병 |  | 적다 | 많다 |
| 동맥경화증 |  | 적다 | 많다 |

# 4. 왜곡된 공포: 당뇨병의 합병증

이 책을 읽는 독자가 당뇨병 환자라면 "당뇨병을 잘 치료하지 않으면 무서운 합병증이 생겨 고생하다가 죽을 수도 있으니 열심히 혈당을 조절하라."는 얘기를 의사에게 한 번쯤은 들었을 것이다. 실제로 당뇨병이 오래된 환자의 일부에서 현대 의학으로 치료하기가 쉽지만은 않은 여러 종류의 특징적인 병이 나타나는데, 이를 당뇨병의 만성 합병증complication이라고 부른다. 이와 같은 합병증 중에는 눈의 망막이나 신장, 말초신경 등에 나타나는 미세혈관 합병증microvascular complication과, 뇌나 다리로 가는 동맥이나 심장에 피를 공급하는 관상동맥 등 큰 동맥에 발생하는 동맥경화증atherosclerosis이 있다. 어른의 경우 실명의 가장 흔한 원인이 당뇨병성 망막병증이고, 투석을 하는 만성 신장병의 제일 중요한 원인도 당뇨병 때문이다. 그뿐만 아니라 다리 절단도 교통사고 빼고는 당뇨병이 제일 흔한 원인이다.

그러나 당뇨병에 대한 오해만큼 당뇨병의 합병증에 대한 오해도 심하다. 많은 환자, 심지어 의사들까지도 마치 모든 당뇨병 환자가 궁극적으로는 심한 합병증을 갖게 되고, 이로 인해 건강을 잃게 된다고 오해하고 있다. 실제로는 일부에서만 나타나는 일이고, 모든 당뇨병 환자가 심각한 합병증을 갖게 되는 것은 아니다. 당뇨병 합병증에 대한 당뇨병 환자들의 막연한 불안감이나 공포는 실제보다 상당히 과대 포장되어 있는데 이에는 의사들의 잘못이 크다. 특히 종합병원에서 레지던트를 한 의사들의 경우 외래로 진료를 받는 가벼운 형태의 많은 당뇨병 환자에 대한 경험은 없고, 발이나 신장, 눈 등에 심각한 합병증이 생겨 입원한 환자들에 대한 기억만 가지고 있는 경우가 많다. 따라서 모든 당뇨병 환자가 궁극적으로는 자기가 병실에서 본 환자들처럼 나빠질 것이라는 잘못된 생각을 하게 되고, 전문의로 독립해서 환자를 볼 때 이와 같은 무서운 기억을 환자들에게 그대로 전달하는 경향이 있다.

한편으로는 환자들에게 합병증에 대한 겁을 줌으로써 혈당 조절을 철저하게 하는 동기를 부여하겠다는 좋은 의도도 있겠지만, 이는 전적으로 잘못된 생각이다. 많은 환자가 의사들의 의도와는 정반대로 행동한다. 이것을 심리학 용어로 부정denial이라고 하는데, 자기에게 닥친 상황을 인정하지 않는 것이다. 처음에는 당뇨병이라는 무서운 병이 자신한테 나타난 것에 대해 분노하고 절망하다가 그 상황을 인정하지 않게 되고, 약을 먹는다거나 인슐린 주사를 맞는 것과 같이 많이 힘들지 않은 치료법까지도 거부하거나 등한시하게 된다. 특히 이와 같은 현상은 심리적으로 예민한 청소년기 환자에게서 자주 나타나는 경향이 있다. 한편 이와 같은 잘못된 인식이 전 사회적으로 번져 당뇨병을 불치병처럼 생각하는 경향이 있는데, 합병증만 없다면 당뇨병은 일상생활에 거의 지장이 없는 병이다. 다시 한번 강조하는데, **당뇨병의 합병증은 모든 환자에게 생기는 것이 아니고, 설사 생긴다고 하더라도 초기에 발견하면 진행을 억제할 수 있는 좋은 치료법이 충분히 있다.**

각각의 당뇨병 합병증에 대해 자세히 설명하는 것은 이 책의 목표가 아니므로, 당뇨병 합병증을 예방하는 방법을 이해하기 위한 배경 설명으로 각각의 합병증이 어떤 병이고, 발생하면 어떻게 대처해야 하는지에 대해서만 간단히 설명하고자 한다.

# 4.1 당뇨병성 망막병증 diabetic retinopathy

증례 3.

52세인 남자 개인 사업가가 오른쪽 눈의 급격한 시력 저하로 안과에 갔다가 당뇨병이 있다는 얘기를 듣고 내원했다. 신장 170cm에 체중 88kg으로 비만 상태였지만 당뇨병의 전형적인 증상인 목마름이나 소변 양의 증가는 느끼지 못했다 하고, 젊을 때 입사를 위한 신체검사를 제외하고는 혈액 검사를 받은 적이 없다고 했다. 아침에 일어났는데 갑자기 검붉은 핏자국 같은 것이 오른쪽 눈 아래에서 위로 올라가는 느낌을 받았고, 이후 전체 눈으로 번져 앞이 보이지 않는다고 했다. 식후 상태의 혈당 200mg/dL, 당화혈색소 7.5%로 혈당이 많이 높지 않았고 당뇨병 진단은 받아보지 않은 상태였다. 안과 검사상 오른쪽 눈은 물론 왼쪽 눈에서도 증식성 망막병증이 발견됐다. 양쪽 눈에 레이저 치료를 실시했고, 오른쪽 눈의 시력 손실은 1개월 정도 지난 후 자연스레 회복되었으며, 5년이 지난 지금도 시력이 0.8 정도로 유지되고 있다. 다행히 망막병증 이외에 신장 등 다른 당뇨병 합병증은 발견되지 않아 일상생활에 아무 지장 없이 건강하게 지내고 있다.

당뇨병의 여러 가지 합병증 중 제일 특이적인 합병증이 망막병증이다. 당뇨병의 진단 기준을 혈당 126mg/dL 이상으로 바꾼 것도 이 기준 이상의 혈당을 가진 환자에게만 당뇨병성 망막병증의 소견이 발견된다는 사실에 근거했다. 망막이란 카메라로 치면 필름에 해당하는, 물체의 상이 맺히는 곳이기 때문에 여기에 병이 생기면 시력 소실이 올 수 있다. 당뇨병성 망막병증은 크게 비증식성non-proliferative 망막병증과 증식성 망막병증proliferative retinopathy으로 나뉘는데, 일부 심한 비증식성 망막병증에서 나타나는 황반부종macular edema에 의해서도 시력이 저하될 수 있다. 그러나 제일 심각한 것은 증식성 망막병증으로, 망막으로 가는 작은 혈관들이 막히면서 비정상적인 혈관이 새로 생기는 상태를 말한다. 이와 같은 상태를 방치하면 망막의 앞 부위에 있는 투명한 유리체로 출혈이 생기거나 망막이 박리되는 등의 심각한 문제가 발생해 실명에 이를 수도 있다. 당뇨병을 앓은 기간이 20년이 넘은 환자의 약 90%에서 당뇨병성 망막병증이 발생하며, 이 가운데 30% 정도에서는 증식성 망막병증이 발생한다. 그러나 다행스럽게도 진행되지 않은 증식성 망막병증 상태에서 레이저 치료를 하면 심각한 시력 소실의 위험을 60% 이상 감소시킬 수 있다.

문제는 심각한 상태에 이르기 전에는 환자 본인은 아무런 증상을 느끼지 못할 수 있다는 점이다. 앞의 증례에서처럼 증상이 심하지 않은 제2형 당뇨병의 경우 갑자기 눈이 보이지 않아서 병원에 갔다가 당뇨병을 발견하기도 한다. 이러한 경우 본인은 당뇨병이 있다는 것을 모르고 있었더라도 당뇨병을 최소한 10년 이상 가지고 있었을 가능성이 높다. 따라서 당뇨병의 위험이 큰 사람, 즉 집안에 당뇨병 병력이 있다거나 임신성 당뇨병을 앓은 사람, 뚱뚱한 사람 등은 증상과 관계없이 매년 건강검진을 받아 당뇨병이 있는지 알아보아야 한다. 당뇨병뿐만 아니라 망막병증 역시 제일 중요한 점은 조기 진단이다. 모든 당뇨병 환자는 진단 직후부터 최소한 1년에 한 번 이상 정기적인 안과 검진을 받아 망막병증이 생기는지, 진행하는지를 확인해야 한다.

## 4.2 당뇨병성 신증 diabetic nephropathy

　망막병증은 거의 모든 당뇨병 환자에게 발생하는 데 반해 당뇨
병성 신증은 당뇨병이 20년 이상 오래된 환자 중에서도 약 30%
에게만 발생한다.[22] 아직까지 왜 일부 환자에게만 당뇨병성 신증
이 나타나는지 밝혀지지 않았는데, 어떤 유전적 소인이 작용할 것
으로 보고 있다. 그러나 이 유전적 소인이 무엇인지는 아직 밝혀
지지 않았다. 당뇨병성 신증이 진행되면 몸속 노폐물을 걸러주는
기관인 신장이 기능을 못 하는 말기신부전증end stage renal disease 상
태로 진행할 수 있다. 이 질환도 제일 강조되는 점이 조기 진단이
다. 일반적인 소변 검사에서는 반응하지 않을 정도로 적은 양의
단백뇨를 검출하는 미세단백뇨microalbuminuria 검사가 널리 시행되
고 있으며, 당뇨병성 신증의 초기 단계에서 이를 발견하면 혈당
조절과 함께 고혈압 치료를 함으로써 진행을 지연시킬 수 있다.
특히 안지오텐신angiotensin이라는 물질을 억제할 수 있는 효과적인
약물들이 개발되어 있고, 이를 투여할 경우 당뇨병성 신증의 진행
을 뚜렷하게 감소시킬 수 있음이 증명되었다.

22　Lee KU, Park JY, Kim SW, et al. Prevalence and associated features of albuminuria in Koreans with NIDDM. *Diabetes Care*. 1995;18(6):793-799.

## 4.3 당뇨병성 신경병증 diabetic neuropathy

    당뇨병을 앓으면 몸속 여러 종류의 신경이 손상될 수 있는데, 대표적인 병이 다리의 말초신경이 손상되는 말초신경병증peripheral neuropathy이다. 당뇨병성 신경병증 발생에서 신경으로 가는 미세혈관의 장애가 얼마나 중요한 역할을 하는지에 대해서는 논란의 여지가 있다. 하지만 당뇨병성 망막병증이나 신증과 같이 혈당조절의 정도와 직접적인 관계가 있는 것으로 보고 있고, 이에 따라 보통 이 3가지 합병증을 당뇨병의 미세혈관 합병증이라고 부른다. 주로 저녁때 양쪽 발끝에서 시작되는 심한 통증을 호소하는 환자들이 있으며, 이 경우 항우울제나 항경련제 같은 약이 효과를 보인다. 그러나 통증보다 더 심각한 문제는 통증에 대한 무감각으로, 발에 상처가 생겨도 느끼지 못한다. 여러 가지 주의할 점이 있지만 가장 필요한 일은 매일 자기의 발을 세밀하게 관찰함으로써 자신이 느끼지 못하는 상처를 빨리 발견하는 것이다. 상처가 깊지 않을 때 발견해 치료함으로써 상처가 더 진행되지 않게 해야 한다.

## 4.4 자율신경병증 autonomic neuropathy

자율신경병증도 당뇨병 환자에게 나타날 수 있는 신경병증이다. 대표적으로 다리에서 오는 정맥의 수축 장애로 인해 누웠다가 일어날 때 혈압이 떨어지는 기립성 저혈압orthostatic hypotension, 위장 운동 저하로 인한 위 확장gastroparesis이나 설사 같은 증상을 나타내는 위장관 자율신경병증, 성기능 장애, 방광기능 장애 등이 있다. 이 외에도 발에 땀이 나지 않는 무한증anhidrosis이나 특정한 음식을 먹을 때 땀을 흘리는 미각 발한증gustatory sweating 등 다양한 증상이 나타날 수 있다. 이들 각각의 질환이 왜 나타나는지는 아직 정확히 알려지지 않았으나, 적절한 약물을 투여하면 어느 정도 증상을 완화할 수 있다.

## 4.5 동맥경화증 atherosclerosis

미세혈관 합병증은 당뇨병이 오래될수록 많이 발생하기 때문에 당뇨병의 결과로 생기는 병이라는 뜻의 '합병증'이라는 용어를 쓰는 데 큰 이견이 없다. 이에 반해 동맥경화증이 당뇨병의 합병증인지에 대해서는 논란의 여지가 있다. 동맥경화증은 피를 각 조직에 날라주는 혈관인 동맥이 점점 굳어지면서 좁아지는 병인데, 특히 비만한 사람에게 많이 발생하며 나이가 들면서 그 발병이 늘어난다. 당뇨병과 자주 동반되는 동맥경화증으로는 관상동맥 질환, 뇌혈관 질환 및 다리로 가는 동맥에 생기는 동맥경화증이 대표적이다. 관상동맥 질환coronary artery disease은 심장혈관에 생기는 동맥경화증으로 협심증이나 심근경색증의 원인이 되며, 뇌혈관 질환은 뇌졸중CVA; cerebrovascular accident의 원인이 되고, 다리로 가는 동맥에 경화가 생기면 어느 정도 걸었을 때 다리에 통증이 오고 쉬면 가라앉는 특징적인 증상intermittent claudication이 나타난다.

미세혈관 합병증은 대개 당뇨병이 10년 이상 지나야 발견되는데 반해 동맥경화증은 당뇨병이 얼마 되지 않은 사람에게도 나타나고, 종종 당뇨병 발병보다 먼저 나타나기도 한다.〔그림 5〕[23] 따라

---

23  Ryu JS, Lee KU, Kim YT, Shong YK, Kim GS, Lee M. The prevalence of various complications in relation to age and duration of diabetes mellitus. *J Korean Diabetes Assoc* 1992;16(2):145-150.

# 동맥경화증은 당뇨병의 합병증이 아니다: 미세혈관합병증은 당뇨병 유병기간이 증가함에 따라 증가하나 동맥경화증은 유병기간과 관계가 없다.

당뇨병 유병기간   5년 이하   5-10년   10년 이상

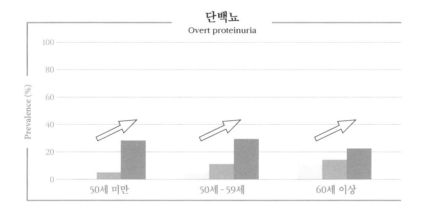

### 단백뇨
Overt proteinuria

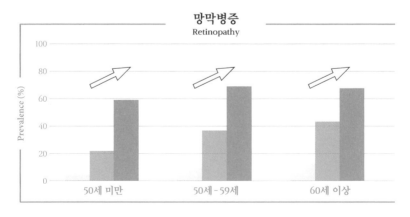

### 망막병증
Retinopathy

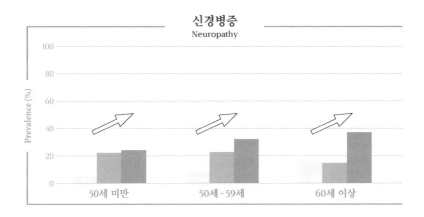

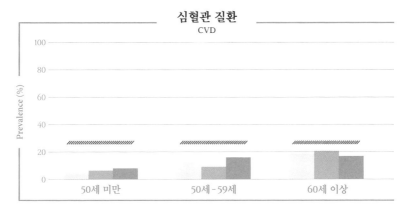

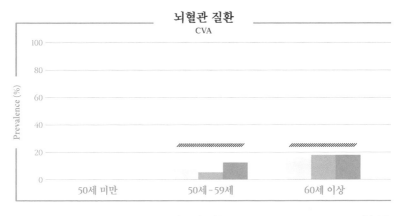

참고문헌 21번 (Ryu JS, et al., J Korean Diabetes Assoc. 1992 에서 발췌.

서 동맥경화증을 당뇨병의 합병증으로 보기보다는 당뇨병에 흔히 동반되는 질환으로 보는 것이 합당할 것이다. 즉, 미세혈관 합병증이 당뇨병의 자식이라면, 동맥경화증은 당뇨병이나 고혈압, 고중성지방혈증[24], 지방간 등과 같이 비만이라는 부모에게서 태어난 형제 사이[25]라고 이해하는 것이 좋다. 대사증후군의 일차 원인이 비만이기 때문에 체지방을 감소시키는 것이 동맥경화증의 일차적 치료 목표가 되어야 한다. 이 외에도 동맥경화증의 알려진 위험 인자로는 혈액 내 콜레스테롤이 높은 상태, 고혈압, 흡연 등이 있으며, 이들을 교정할 경우 동맥경화증 발생과 진행이 억제되는 것으로 증명되었다. 따라서 콜레스테롤을 낮추거나 혈압을 조절하고 금연을 하는 등의 치료에 힘써야 한다. 아스피린 같은 소위 항혈소판제라고 부르는 약을 복용할 때도 동맥경화증의 진행이 억제된다. 이에 반해 혈당을 낮추는 것 자체는 동맥경화증 발생 억제에 큰 영향을 미치지 않는다.

그러나 동맥경화증이 비록 당뇨병의 결과는 아니지만 당뇨병에 자주 동반되는 질환이기 때문에, 당뇨병 환자는 증상이 없더라도 적절한 검사를 통해 조기 진단을 하는 것을 권장하고 있다. 특히 당뇨병이 있는 사람에게는 관상동맥 질환의 전형적 증상인 가슴 통증이 없는, 비전형적 심근경색증painless myocardial infarction이

---

24  중성지방의 혈액 내 농도가 높은 병.
25  이를 대사증후군이라 부른다.

흔하기 때문에 증상이 없더라도 적절한 검사를 통해 조기 진단을 하는 것이 좋다. 그리고 동맥경화증이 진단되면 일단 위에서 설명한 여러 가지 치료법을 동원해 진행을 억제하는 한편, 어느 정도 이상 진행된 경우에는 스텐트stent라고 부르는 그물망을 넣어 혈관을 넓혀주거나 수술로 막힌 혈관을 뚫어주기도 한다. 최근에는 관상동맥경화증 치료에 많이 사용되어 온 스텐트 시술이 뇌혈관 질환이나 다리 동맥 질환 치료에도 사용되고 있으며, 비교적 치료 성적도 좋기 때문에 꼭 수술을 하지 않아도 병을 치료할 수 있다.

# 5. 혈당과 당뇨병 합병증의 관계

이 장에서는 많은 당뇨병 전문가들이 믿고 있는 "높은 혈당이 당뇨병에서 나타나는 여러 가지 합병증의 공통적인 원인이다."라는 생각이 절대적이지 않다는 점을 설명하고자 한다.

대부분의 사람이 자기가 하는 일이 중요하다고 생각하며, 나를 포함한 당뇨병 전문가들도 예외는 아니다. 당뇨병은 혈당이 높은 병으로 정의된다. 그러다 보니 당뇨병 전문가들은 혈당만 잘 조절하면 당뇨병과 관련된 여러 가지 합병증을 예방할 수 있다고 믿었고, 몇몇 임상 연구들을 통해 그 믿음이 일부 증명되었다. 이로부터 대부분의 의사가 어떤 방법으로든 혈당만 조절하면 모든 것이 다 해결될 것이라는 생각을 갖게 되었다.

지금부터 이와 같은 믿음의 실과 허에 대해 설명하고자 하는데, 일부 독자에게는 내용이 조금 어려울 수도 있을 것이다. 만일 내용이 너무 어려우면 이 부분은 그냥 넘어가도 큰 상관은 없다. **다만 혈당 외에도 우리가 아직 잘 모르는 다른 위험인자가 있으며, 혈당 조절에 너무 집착하거나 급격한 혈당 조절을 할 경우 오히려 해가 될 수 있다**는 점을 기억하길 바란다.

## 5.1 DCCT 연구

지금까지 혈당 조절이 당뇨병의 합병증을 예방한다는 사실을 제일 잘 증명한 연구로 1993년에 미국에서 발표한 DCCT 임상 연구를 든다.[26] 1,400명 정도의 제1형 당뇨병 환자를 대상으로 9년 간 추적을 시행한 대규모 연구로, 미세혈관 합병증이 없거나 초기 망막병증이나 미세단백뇨가 있는 환자를 대상으로 했다. 이들을 하루에 세 번 이상 인슐린을 주사하거나 인슐린 펌프를 사용하고, 하루에 네 번 이상 자가 혈당 검사를 하는 집중적 인슐린 치료법intensive insulin therapy을 시행하는 환자군, 하루에 한두 번 인슐린을 투여하는 전통적conventional 인슐린 치료법을 시행하는 환자군으로 나누었다. 그 결과 집중적 인슐린 치료법을 시행한 환자군은 9년간 거의 정상에 가까운 7.2%의 당화혈색소를 유지한 반면, 전통적 인슐린 치료법을 시행한 환자군은 당화혈색소가 9%로 잘 조절되지 않았다.

그 결과 전통적 인슐린 치료법을 시행한 환자군과 달리 집중적 인슐린 치료법을 시행한 환자군은 망막병증, 신증 및 신경병증 등 미세혈관 합병증의 발생과 진행이 절반 정도로 감소했다.

---

26 Diabetes Control and Complications Trial Research Group, Nathan DM, et al. The effect of intensive treatment of diabetes on the development and progression of long-term complications in insulin-dependent diabetes mellitus. *N Engl J Med*. 1993;329(14):977-986.

| 그림 6 | 급격한 혈당 조절의 위험성 |

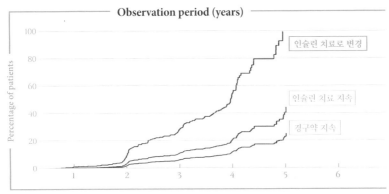

참고문헌 27의 그림 3을 허가 하에 인용. ⓒ1997, John Wiley & Sons, Ltd

1,378명의 제2형 당뇨병 환자를 대상으로 평균 3.1년간 추적 관찰해 증식성 망막병증으로의 진행을 관찰함. 경구약제 혹은 생활 습관 조절만 하던 환자에서 인슐린 요법으로 치료법을 바꾼 경우, 당뇨병성 망막병증의 악화가 의미 있게 증가해 급격한 혈당 조절은 오히려 위험함이 시사됨.

## 5.2 진행된 망막병증에서 급격한 혈당 조절의 위험성

　DCCT 연구 결과는 당뇨병 환자에서 증가된 혈당이 미세혈관 합병증을 초래한다는 것을 처음으로 증명한, 당시로는 획기적인 일이었다. 그런데 더욱 놀라운 사실은 이 연구 결과가 그때까지 시행되었던 망막병증에 대한 연구 결과와 정반대라는 점이었다. 1970년대에 인슐린 펌프라는 기계가 발명된 후 의사들이 집중적 인슐린 치료법에 대해 많은 관심을 가지고 연구를 했는데, 대부분의 연구는 집중적 인슐린 치료를 받은 환자에게서 기대와 달리 오히려 증식성 망막병증이나 이로 인한 실명의 위험이 더 증가되었다고 보고했다. 그런데 DCCT 연구에서 집중적 인슐린 치료로 망막병증 발생이 감소하는 서로 상반되는 결과가 나오자, 처음에는 이전 연구가 제대로 시행되지 않았기 때문이라는 의견이 우세했다. 그러나 DCCT 연구 결과가 발표된 이후에 시행한 연구에서도 전통적 인슐린 치료에서 집중적 인슐린 치료로 치료법을 바꾼 제1형 당뇨병 환자나, 먹는 약에서 인슐린으로 치료법을 바꾼 제2형 당뇨병 환자에게서 증식성 망막병증 발생이 증가한다는 연구 결과가 보고되었다.[그림 6][27][28]

---

27　Henricsson M, Nilsson A, Janzon L, Groop L. The effect of glycaemic control and the introduction of insulin therapy on retinopathy in non-insulin-dependent diabetes mellitus. *Diabet Med.* 1997;14(2):123-131.

28　Morrison JL, Hodgson LA, Lim LL, Al-Qureshi S. Diabetic retinopathy in pregnancy: a review. *Clin Exp Ophthalmol.* 2016;44(4):321-334.

이와 같이 상반된 연구 결과가 나온 이유는 아직 정확히 밝혀지지 않았다. 내 생각에는 DCCT 연구는 망막병증이 없거나 초기 망막병증을 가진 환자만을 대상으로 한 데 반해, 다른 연구들은 환자 선택을 하지 않고 전체 당뇨병 환자를 대상으로 했기 때문인 것 같다. 망막병증이 어느 정도 진행되어 망막에 있는 작은 혈관이 막힌 환자에게는 급격한 혈당 감소가 오히려 스트레스로 작용해 증식성 망막병증 발생을 촉진한다. 따라서 당뇨병 환자나 당뇨병을 진료하는 의사 모두, 특히 망막증이 있는 경우에는 한꺼번에 너무 욕심을 내서 혈당을 감소시키면 오히려 증식성 망막병증의 발생을 증가시키기 때문에 위험할 수 있다는 것을 꼭 기억해야 한다. 궁극적으로는 혈당을 정상 범위까지 떨어뜨리는 것이 목표라도, 2~3개월 안에 목표 혈당까지 떨어뜨리는 것보다는 최소 1년 이상 기간을 잡아 처음에는 어느 정도 높은 혈당을 목표로 치료한 후 단계적으로 목표치에 다다라야 한다.

## 5.3 UKPDS 연구


영국에서 제2형 당뇨병 환자를 대상으로 시행한 UKPDS 연구는 1977년에 약 4,000명의 환자를 평균 10년간 추적 관찰했고, 1998년에 결과가 보고되었다.[29] 우리나라에서 아마릴이나 디아미크론 같은 이름으로 지금도 많이 쓰이고 있는 설폰요소제sulfonylurea라는 약이 있다. 이 약들은 공통적으로 인슐린 분비를 촉진하는데, UKPDS 연구 당시에는 현재 사용하고 있는 약제의 전신인 다른 약들을 사용했다. 환자들을 설폰요소제 또는 인슐린을 사용하는 군으로 나누었고, 비만한 환자들은 메트포르민metformin이라는 다른 종류의 약을 사용했다. DCCT 연구와 마찬가지로 환자들을 적극적 치료군과 전통적 치료군으로 나누었으며, 적극적 치료군에서 당화혈색소가 7% 정도로 잘 조절된 반면 전통적 치료군에서는 8% 정도로 잘 조절되지 않았다. 전체적으로 볼 때 적극적 치료군에서 당뇨와 관련된 사망률이 10% 감소했는데, 특히 미세혈관 합병증 발생이 25% 정도 감소했다. 이 연구 결과는 제1형 당뇨병뿐만 아니라 제2형 당뇨병에서도 적극적인 혈당 조절이 미세혈관 합병증을 예방할 수 있음을 증명한 것으로 받아들여지고

29  Intensive blood-glucose control with sulphonylureas or insulin compared with conventional treatment and risk of complications in patients with type 2 diabetes (UKPDS 33). UK Prospective Diabetes Study (UKPDS) Group. *Lancet*. 1998;352(9131):837-853.

있다. 그런데 메트포르민을 사용한 적극적 치료군에서는 미세혈
관 합병증의 예방 효과는 증명되지 않았고, 대신 심혈관계 질환
으로 인한 사망률이 뚜렷하게 감소했다. 반면 설폰요소제와 메트
포르민을 같이 투여한 환자군에서는 사망률이 오히려 증가했다.
그 이유는 정확히 밝혀지지 않았지만, 2가지 약을 같이 씀으로써
저혈당 발생이 증가하고, 이로 인해 부정맥 등 부작용이 많이 나
타났을 가능성이 높다.

## 5.4 혈당 조절로는 동맥경화증을 예방할 수 없다.

당뇨병 환자는 정상인에 비해 동맥경화증이 더 잘 발생한다. 당뇨병이 있는 사람에게 심근경색증이 나타날 위험은 심근경색증을 앓았던 사람에게 다시 심근경색증이 생길 위험만큼이나 높다는 연구 결과도 있다. 특히 서구인의 경우 당뇨병과 동맥경화증이 깊이 연관되어 있다. 우리나라는 비만한 당뇨병이 상대적으로 적기 때문에 그 정도는 아니지만, 우리나라 당뇨병 환자에서도 협심증, 심근경색증이나 뇌졸중이 정상인에 비해 훨씬 더 자주 나타난다. 한편 이들 질환은 더 젊은 사람에게 많이 나타나고, 여러 혈관에 동맥경화증이 나타나는 경우가 많은 등 더 심한 형태의 동맥경화증으로 나타난다. 또한 당뇨병 환자에게 심근경색증의 전형적인 증상, 즉 통증이 없는 비전형적 심근경색증도 더 자주 나타난다. 그러나 앞에서도 얘기했듯이 당뇨병이 동맥경화증을 일으킨다고 생각하기보다는 다른 이유에 의해서 생기는 동반 질환이라고 생각하는 것이 타당할 것이다.

높은 혈당이 동맥경화증의 원인이라는 것을 증명하기 위해서는, 미세혈관 합병증과 마찬가지로 철저한 혈당 조절을 통해 당뇨병 환자에서 동맥경화증이 예방되는 것을 보여야 하며, 이를 증명하고자 하는 연구도 시행된 바 있다. 그러나 이와 같은 연구는 시작부터 잘못된 것으로, 철저한 혈당 조절을 통해 동맥경화증을 예방했다는 증거를 찾지 못했고, 기대와는 반대로 오히려 사망률이 높아지는 실망스러운 결과를 얻었다.[30] 이처럼 의외의 결과가 나타난 이유는 밝혀지지 않았다. 그러나 나는 혈당 조절 목표를 너무 낮게 잡았기 때문이라고 생각한다. 임상 연구를 시행한 연구자들은 그 가능성을 부정했으나,[31] 혈당 조절 목표를 너무 낮게 잡았기 때문에 저혈당이나 이에 동반된 부정맥 같은 것이 증가했고, 이로 인해 사망률이 증가했을 것이다.

결론적으로, 특히 나이가 많은 당뇨병 환자의 경우 동맥경화증을 예방하기 위해 혈당 조절 목표를 낮추는 것은 무모할 뿐만 아니라 위험한 시도다.

30  Group AS, Gerstein HC, Miller ME, et al. Long-term effects of intensive glucose lowering on cardio-vascular outcomes. *N Engl J Med*. 2011;364(9):818-828.
31  Seaquist ER, Miller ME, Bonds DE, et al. The impact of frequent and unrecognized hypoglycemia on mortality in the ACCORD study. *Diabetes Care*. 2012;35(2):409-414.

## 5.5 미세혈관 합병증의 발병 기전: 혈당 이외의 위험인자

DCCT 연구에서 집중적 인슐린 치료법을 시행한 환자에서 미세혈관 합병증의 발생과 진행을 절반 정도 감소시킬 수 있었다. 이것을 거꾸로 생각하면 나머지 절반 정도의 환자에게서는 혈당 조절을 철저히 해도 미세혈관 합병증 발생을 막지 못했다는 얘기가 된다. 반면 전통적 인슐린 치료법을 시행한 환자의 절반 정도에서도 연구 기간 동안 합병증이 발생하지 않았다. 즉, 혈당 조절만으로는 당뇨 합병증 발생 여부를 모두 설명할 수 없다.

아직까지 왜 사람마다 합병증 발생 위험이 다른지에 대해서는 잘 모른다. 그러나 합병증이 잘 생기는 유전적 요인이 있을 것이라는 가능성, 혈당 이외의 다른 요인이 합병증을 발생시킬 것이라는 가능성 모두 생각할 수 있다. 유전적 요인이야 어쩔 수 없다 하더라도, 혈당 이외의 다른 요인이 있다면 이것을 찾아서 막아주는 것이 우리 의사들이 해야 할 일이다.

당뇨병의 합병증 발생 기전에 대해서는 지금까지 여러 가지 학설이 제시되었는데, 현재 학자들이 제일 인정하는 학설은 산화 스트레스로 인한 혈관 세포 손상이다.[표 2][32] 미국 뉴욕 알버트 아인

---

32 Giacco F, Brownlee M. Oxidative stress and diabetic complications. *Circ Res.* 2010;107(9):1058-1070.

표 2

| 당뇨병 합병증의 발병 기전 | |
|---|---|
| **1. 유전적 소인** | |
| **2. 고혈당** | → 소비톨 축적 |
| | → 당화 최종 생성물 축적 |
| | → 산화 스트레스 |
| **3. 유리지방산 증가** | → 산화 스트레스 |
| **4. 아미노산 증가** | → 신장 혈류 과부하 |
| **5. 다른 가능성?** | |

슈타인 의대의 브라운리Brownlee 교수가 주창한 이 학설에 따르면, 고혈당이 여러 가지 기전에 의해 혈관 세포 손상을 일으키는데, 이와 같은 기전들이 공통적으로 혈관 세포 안에 산화 스트레스를 일으키고 이에 따라 합병증이 생긴다는 것이다.

그렇지만 고혈당 이외의 다른 요인도 혈관세포 안에서 산화 스트레스를 증가시킬 수 있는데 대표적인 것이 지방산이다. 이 점에서는 높은 혈당보다 지방산이 더 위험하다. 아주 높은 농도의 포도당이 혈관 세포에 손상을 준다는 연구 결과가 있지만, 지방산은 낮은 농도에서도 혈관 세포 손상을 유발할 수 있다.[33]

---

[33] Lee KU, Lee IK, Han J, et al. Effects of recombinant adenovirus-mediated uncoupling protein 2 over-expression on endothelial function and apoptosis. *Circ Res*. 2005;96(11):1200-1207.

인슐린 또는 약물의 용량이 부족하면 혈당이 올라가는데 이 경우 지방산도 올라간다. 이에 반해 밥을 많이 먹었을 경우에는 혈당만 올라가지 지방산은 올라가지 않는다. 반면에 고지방식이를 하거나 밥을 적게 먹으면 혈당은 적게 올라가지만 지방산이 올라간다.

어떤 환자가 평소보다 혈당이 높아진 경우, 그것이 인슐린이나 약의 용량 부족 때문인지 음식을 많이 먹어서인지 구별하기는 쉽지 않다. 그러나 최근에 체중이 감소했다면 대부분 인슐린이나 약의 용량 부족 때문일 가능성이 크고, 체중이 증가했다면 음식을 많이 먹었을 가능성이 높다. 음식을 많이 먹고 인슐린이나 당뇨약을 많이 쓰면 살이 찌고, 장기적으로 동맥경화증 같은 비만 관련 질환의 위험이 증가할 수 있다. 하지만 **문제가 미세혈관 합병증이라면, 음식을 줄이면서 인슐린이나 약의 용량을 줄이는 것이 인슐린이나 약을 충분히 쓰면서 음식의 양을 거기에 맞춰 조절하는 것보다 더 위험하다**는 것이 내 생각이다. 음식을 적게 먹으면서 인슐린이나 약을 적게 쓰면 혈당은 조절되더라도 혈액 내 지방산이 올라가고, 인슐린이나 약을 충분히 쓰면서 음식을 충분히 먹으면 혈당은 조절되지 않더라도 혈액 내 지방산은 감소할 것이다. 그러나 지방산의 증가가 당뇨병 합병증의 원인이 될 것이라는 나의 생각이 임상 연구에서 검증된 것은 아니다. 앞으로 우리 의사들이 풀어야 할 중요한 문제 중 하나가 되어야 할 것이다.

## 5.6  자가 혈당 검사의 의미

최근 자가 혈당 측정 기계가 보편화되면서 많은 의사가 환자들에게 이것을 이용해 혈당을 조절하라고 권하고 있다. 나도 마찬가지다. 그런데 혈당을 매일 측정하는 것은 보통 어려운 일이 아니다. 상당히 아프다. 나는 제자들에게 자가 혈당 검사를 환자들에게 권하기 전에 본인들도 몇 번씩 해보라고 얘기한다. 또한 자가 혈당 검사 결과가 병원에서 채혈 검사로 측정하는 혈당과 정확히 일치하는 것이 아니라 상당히 차이가 나기도 한다. 그래서 나는 환자들에게 병원에 와서 채혈 검사를 할 때마다 그 자리에서 다시 자가 혈당 검사를 해, 둘 사이에 어느 정도 차이가 나는지 확인하라고 한다. 최근에 개발된 기계의 경우 검사에 필요한 피의 양이 많이 줄었다고는 하지만 여전히 아프기 때문에 환자들이 피를 너무 조금 나게 한 후 짜서 검사하는 경향이 있고, 이 경우 피 이외에 조직액이 섞이기 때문에 실제 값보다 낮게 나오는 경우가 많다. 따라서 매일 집에서 자가 혈당 검사를 할 때도 피가 충분히 나게 해서 검사해야 한다.

그렇다면 나는 왜 이렇게 힘든 자가 혈당 검사를 환자들에게 적극적으로 권할까? 혈당은 매일매일 변하며, 특히 아침 공복 혈당은 전날 저녁에 무엇을 먹었느냐에 따라서 많이 변한다. 만일 내가 앞에서 얘기한 대로 음식을 너무 많이 먹어 혈당이 올라가는 것이 큰 문제가 되지 않는다면, 굳이 매일 혈당을 잴 필요가 없지 않느냐고 말할 수 있을 것이다. 타당한 지적이다. 그럼에도 불구하고 내가 환자들에게 자가 혈당 검사를 권하는 솔직한 이유는, 아직은 이러한 내 생각이 대규모 임상 연구를 통해 증명되지 않았기 때문이다. 일단은 지금까지 잘 확립된 방법을 따라 혈당 조절에 최선을 다하는 것이 환자의 건강을 지키는 제일 나은 방법일 것이다.

그렇지만 내가 자가 혈당 검사의 의미를 강조하는 더 중요한 다른 이유는, 이것이 환자에게 투여하는 인슐린이나 약의 용량이 충분한지를 판단하는 근거가 되기 때문이다. 아침 공복 혈당은 주로 간에서 만들어지는 포도당의 양(포도당신합성: 제3부 참조)에 따라 정해진다. 인슐린이나 약의 용량이 충분하지 않을 때는 음식을 많이 먹지 않아도 간에서 만드는 포도당의 양이 증가해 공복 혈당이 높게 유지된다.

이에 따라 나는 대부분의 환자에게 아침 식전에 한 번 혈당 검사를 하라고 권하는데, 이를 위해 되도록 저녁 식사를 충분히 한 후 간식은 먹지 말고 재도록 한다. 어쩔 수 없이 간식을 먹었을 때는 먹은 간식을 기록해두라고 한다. 만일 저녁에 간식을 먹지 않았는데도 아침 식전 혈당이 계속 높다면 인슐린이나 약의 작용이 부족한 상태이고, 이를 교정하기 위해서는 인슐린이나 약의 용량을 늘려야 한다. 이처럼 자가 혈당 검사는 지금 하고 있는 치료법의 효과가 충분한지를 판단하는 좋은 지표가 된다.

## 5.7 자가 혈당 검사의 단점

앞에서 설명한 대로 자가 혈당 검사는 당뇨병 관리에 많은 도움을 준다. 하지만 하루에 몇 번씩 혈당을 재는 것은 득보다 실이 더 많다. 혈당을 재서 높게 나오면 필요 없는 걱정을 한다든지 혈당을 낮추기 위해 그때그때 약이나 인슐린을 더 쓰는 경우를 자주 보는데 이는 잘못된 방법이다. 특히 각각의 음식이 혈당을 얼마나 올리는지 알기 위해 음식을 먹고 나서 혈당을 재면, 혈당을 적게 올리는 음식만 선택해서 먹기 때문에 오히려 건강에 나쁜 영향을 미친다. 이와 같은 일이 왜 잘못인지는 다음 장(6. 식사요법)에 소개한다.

# 당뇨병의 치료

제2부에서는 당뇨병 환자들이 가장 관심을 가질 당뇨병 치료법에
관해 설명하려 한다. 특히 식사요법에 관해서 잘못된 상식을 가
진 사람이 많아 이를 바로잡고자 한다. 각각의 환자에게 어떤 약
물이나 치료법을 선택할지는 그 환자의 진료를 맡은 주치의가 결
정할 문제다. 따라서 현재 사용되고 있는 각각의 약물에 대한 자
세한 얘기는 하지 않았다. 하지만 약물 선택에도 병형이나 몸무
게, 합병증의 정도에 따라 달라져야 하는 원칙이 있기 때문에 이
에 대해 설명했다.

# 6. 식사요법

    환자들이 가장 궁금해하는 것이 식사요법이다. 식사요법은 각각의 환자가 가지고 있는 당뇨병의 종류에 따라 달라져야 한다. 이 장에서는 식사요법에 대해 환자들이 잘못 알고 있는 몇 가지 오해를 풀고, 각각의 병형에 따른 식사요법에 대해 설명하고자 한다.

# 6.1 혈당을 적게 올리는 음식이 좋은 음식은 아니다.

## 육류의 과다 섭취는 동맥경화증과
## 당뇨병성 신증 발생을 증가시킨다.

우리가 먹는 음식에는 소위 3대 영양소라는 것이 있다. 바로 탄수화물, 지방, 단백질이다. 일반적으로 우리나라 사람들은 약 60%의 열량을 탄수화물로, 25% 정도를 지방으로, 나머지를 단백질로부터 섭취한다.[34]

당뇨병을 혈당(포도당)이 높은 병으로만 인식한다면 혈당을 올리지 않는 음식이 가장 이상적인 당뇨병 식사일 것이다. 밥이나 국수, 식빵 등 우리가 주식으로 먹는 탄수화물인 글리코겐은 포도당으로 구성되어 있기 때문에 다른 종류의 음식보다 혈당이 더 올라간다. 이에 따라 오래전부터 탄수화물 대신 혈당을 덜 올리는 단백질이나 지방을 주로 먹는 식사가 많이 권장되어 왔다.

그러나 동물성 지방(포화지방)을 너무 많이 섭취하면 비만이나 동맥경화증이 많이 생긴다. 그뿐만 아니라 쇠고기나 돼지고기 같은 붉은색 고기red meat에 포함된 동물성 단백질을 많이 먹으면 당

---

34  당뇨병학회에서 권장하는 당뇨병 식사와 크게 다르지 않다.

뇨병 환자에서 신장 합병증 발생이 더 증가하는 것으로 밝혀졌다.[35] 따라서 당뇨병 환자가 동물성 단백질이 많이 포함된 음식을 먹어야 한다는 생각은 잘못된 것이다. **적당한 양의 단백질 섭취는 영양실조를 막기 위해 꼭 필요하지만, 너무 많은 양의 동물성 단백질을 섭취할 경우 당뇨병성 신증의 진행을 촉진한다.** 특히 당뇨병성 신증이 발생한 환자는 병의 진행을 막기 위해 신증의 초기 단계로 알려진 미세단백뇨 상태에서부터 동물성 단백질 섭취량을 줄여야 한다는 것이 현재 의학계의 일반적인 생각이다.[36] 즉, 몇 년 전 어느 재벌 총수가 먹었다고 해서 소위 '황제 다이어트'로 유명해진 육류 위주의 식사는, 비록 혈당은 높이지 않지만 동맥경화증이나 당뇨병성 신증의 진행을 촉진할 수 있기 때문에 당뇨병 환자는 절대 시도해서는 안 된다. 몸속 노폐물을 몸 밖으로 배출하는 기능을 하는 기관이 신장인데, 소변으로 빠져나가는 노폐물 대부분이 단백질로부터 생기기 때문에 단백질을 많이 먹으면 그만큼 신장이 과로한다고 이해하면 된다. 그럼에도 불구하고 시중에서 구할 수 있는 환자 대상 책에서 "밥을 먹으면 안 되고 고기를 많이 먹어야 한다."고 잘못된 주장을 하고 있다. 이와 같은 생각이야말로 혈당만 낮추면 모든 것을 해결할 수 있다는 잘못된 생각의 대표적인 예다.

35  Brenner BM, Meyer TW, Hostetter TH. Dietary protein intake and the progressive nature of kidney disease: the role of hemodynamically mediated glomerular injury in the pathogenesis of progressive glomerular sclerosis in aging, renal ablation, and intrinsic renal disease. *N Engl J Med*. 1982;307(11):652-659.

36  Ritz E, Tarng DC. Renal disease in type 2 diabetes. *Nephrol Dial Transplant*. 2001;16 Suppl 5:11-18.

하지만 같은 단백질이라도 생선이나 닭고기 같은 흰색 고기 white meat나[37][38], 두부처럼 콩으로 만든 음식은 당뇨병성 신증의 진행을 오히려 억제할 수 있다.[39] 그러므로 **붉은색 고기보다는 흰색 고기나 식물성 단백질을 더 섭취하는 것이 좋다.**

37 Mollsten AV, Dahlquist GG, Stattin EL, Rudberg S. Higher intakes of fish protein are related to a lower risk of microalbuminuria in young Swedish type I diabetic patients. *Diabetes Care*. 2001;24(5):805-810.

38 de Mello VD, Zelmanovitz T, Perassolo MS, Azevedo MJ, Gross JL. Withdrawal of red meat from the usual diet reduces albuminuria and improves serum fatty acid profile in type 2 diabetes patients with macroalbuminuria. *Am J Clin Nutr*. 2006;83(5):1032-1038.

39 McGraw NJ, Krul ES, Grunz-Borgmann E, Parrish AR. Soy-based renoprotection. *World J Nephrol*. 2016;5(3):233-257.

# 저탄수화물 고지방 식이를 하면 안 된다.

밥을 먹으면 안 된다고 주장하며 내세운 과학적 증거 중에는 다음과 같은 것도 있다. "밥의 주성분인 글리코젠glycogen(녹말)이 분해되어 나오는 포도당이 몸 안에서 인슐린 분비를 촉진하는데, 인슐린은 비만을 유발하는 주원인이다. 따라서 이런 음식을 많이 먹으면 살이 찐다." 앞에서 설명한 바와 같이, 인슐린의 작용 중 혈당을 떨어뜨리는 일 외에 체지방을 유지하는 일이 중요하기 때문에 이와 같은 주장이 일견 타당한 것처럼 보일 수 있다. 그렇지만 이것은 더 중요한 사실을 모르고 하는 얘기다.

뚱뚱한 사람에게 늘어나는 것은 체지방, 즉 몸 안에 저장되는 지방의 양이다. 우리가 먹는 3대 영양소, 즉 글리코젠, 지방, 단백질은 몸 안으로 흡수된 후 일차적으로 각각 다시 글리코젠, 지방 및 단백질로 저장된다. 즉, 먹은 음식 중 지방이 많을 경우 일차적으로 이것이 체지방으로 저장된다.

이와 관련해 최근에도 논란이 되고 있는 저탄수화물 고지방 식이라는 것이 있다.[40] 한 방송에서 탄수화물을 극도로 제한하고 대부분의 영양소를 지방으로 바꿔서 먹으면 체중이 빠진다는 외국 책 내용을 방송한 이후 많은 사람이 이를 따라 하고 있다는 것이

---

40 '저탄고지 다이어트'라는 이름으로 불리기도 하는 모양이다.

다. 이 방송 이후 마트에서 버터가 동이 났다는 얘기도 있고, 저탄수화물 고지방 식이를 투여했더니 체중이 많이 감소했다는 체험기도 인터넷에 올라왔다. 방송에 자주 나오는 유명한 의사 중에도 이런 얘기를 하는 사람들이 있다. 그렇다면 지방을 많이 먹으면 살이 찐다는 내 얘기가 잘못된 것일까?

그럴 수도 있다. 좀 전문적인 얘기지만, 우리가 음식으로 먹은 지방(중성지방, 콜레스테롤)이나 공복 상태에서 간에서 만들어지는 지방은 물(피)에 녹지 않기 때문에 자기들끼리 뭉쳐 큰 입자를 형성하려는 경향이 있고, 이것이 모세혈관을 막아 위험한 상태를 초래할 수 있다. 이에 따라 물에 녹는 지방단백질lipoprotein(지방과 단백질의 혼합물)의 형태가 됨으로써 각 조직 사이 지방 이동이 가능해진다. 일반인도 들어본 적이 있을 저밀도 지방단백질LDL, low density lipoprotein[41]과 고밀도 지방단백질HDL, high density lipoprotein[42]은 공복 상태에서 지방, 특히 콜레스테롤의 이동을 관장한다. 이에 반해 중성지방이 많은 음식을 먹은 후에는 흡수된 중성지방이 킬로마이크론chylomicron이라는 지방단백질에 싸여 지방조직으로 간다. 그리고 킬로마이크론이 함유한 중성지방이 지방조직에 저장되기 위해서는 지방세포 표면에 있는 지질단백 지질분해효소lipoprotein

---

**41** 저밀도 지방단백질(LDL, low density lipoprotein)은 간에서 만든 콜레스테롤을 조직으로 이동시키는 지방단백질이다. LDL에 포함된 LDL-콜레스테롤을 보통 '나쁜 콜레스테롤'이라고 부른다.

**42** 고밀도 지방단백질(HDL, high density lipoprotein)은 혈관 벽 등 조직에서 쓰고 남은 콜레스테롤을 제거하는 데 필요한 지방단백질이다. HDL-콜레스테롤을 '좋은 콜레스테롤'이라고 부른다.

lipase; LPLA에 의해서 지방산으로 분해된 후 지방세포로 유입되어야 하는데, 이 효소가 활성화되는 데 인슐린이 필요하다.〔그림 7〕

일반적인 식사를 할 경우에는 핏속에 항상 어느 정도의 인슐린이 있기 때문에 이 효소가 활성화되는 데 문제가 없다. 그러나 극도로 탄수화물 섭취를 제한할 경우에는 췌장 베타세포에서 인슐린 생산이 억제돼 지방조직에서 이 효소의 활성화마저 일어나지 않게 된다. 결과적으로 중성지방이 지방조직에 저장되지 않아 살은 빠질 것이다. 하지만 킬로마이크론이 해결되지 않은 채 혈액 내에서 돌아다니기 때문에 정상적인 상태에 비해 혈액 내 중성지방 농도가 많이 올라가고, 장기적으로는 동맥경화증 발생을 촉진시킬 것이다.

최근 미국의 시사 주간지 〈타임Time〉에서 2018년 유럽심장학회에 발표된 한 연구 결과를 소개했는데, 저탄수화물 식이가 단기적으로는 체중 감량을 유발하지만 장기적으로는 매우 위험하다는 것이다. 이 내용을 조금 더 설명하기로 한다. 폴란드 로지 대학교 바나흐Banach 교수 팀이 1999년부터 2010년까지 평균 6.4년 동안의 미국 국립건강영양조사US National Health and Nutrition Examination Survey (NHANES) 결과를 분석했는데, **탄수화물을 가장 적게 섭취한 사람들은 가장 많이 섭취한 사람들에 비해 향후 6년 동안 사망할 확률이 무려 32%나 더 높았고, 특히 심장 질환, 뇌졸중으로 사망할 확률은 50%, 암으로 사망할 위험은 35% 더 높았다.** 이 결과는 지방조직에 저장되지 않은 중성지방이 혈액 내에서 돌아다니게 되어 동맥경화증이나 암 발생이 증가한다고 이해하면 된다.

당뇨병 상태에서 케톤산혈증ketoacidosis이라는 위험한 상태가 초래될 수 있음은 앞에서 설명했다. 이와 비슷하게 극도로 탄수화물 섭취를 제한할 경우 혈액 내 지방산이 간에서 케톤으로 바뀌기 때문에 이와 같은 극단적인 식이를 케토제닉 다이어트ketogenic diet라고도 부른다. 실제로 극심하게 탄수화물을 제한하는 케토제닉 다이어트를 하면 살이 빠진다. 하지만 이 정도로 **극심하게 탄수화물을 제한하지 않은 상태에서는, 혈액 안에 인슐린이 어느 정도 있기 때문에 사람들의 희망과는 달리 지방을 많이 먹으면 살이 더 찐다.**〔표 3〕

표 3　케토제닉 다이어트와 고지방 식이의 차이

|  | 케토제닉 다이어트 | 고지방 식이 |
| --- | --- | --- |
| 혈액 내 인슐린 농도 | 매우 낮다 | 높다 |
| 케톤 | ++ | - |
| 체중 | 감소 | 증가 |
| 질환 | 동맥경화증, 암 발생 현저히 증가 | 비만, 당뇨병, 동맥경화증 증가 |

| 그림 7 | 극심한 저탄수화물 식이(케토제닉 다이어트)<br>투여 후 대사 변화 |
|---|---|

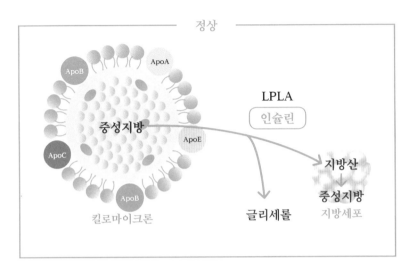

정상

LPLA
인슐린

중성지방
ApoE
ApoB ApoA
중성지방
ApoC
ApoB
킬로마이크론

지방산
↓
중성지방
지방세포

글리세롤

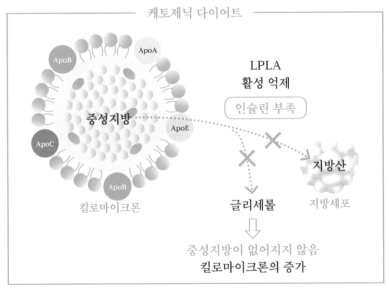

케토제닉 다이어트

LPLA
활성 억제
인슐린 부족

중성지방
ApoB ApoA
중성지방
ApoC ApoE
ApoB
킬로마이크론

지방산
지방세포

글리세롤

중성지방이 없어지지 않음
킬로마이크론의 증가

결론을 말하자면, 극단적으로 탄수화물을 제한하고 이를 단백질이나 지방으로 대치하면 건강에 도움이 된다는 증거는 전혀 없다. 따라서 당뇨병이 없는 사람들이 시중에 나와 있는 건강 관련 책자의 내용을 믿고 단순히 살을 빼기 위해 이런 식의 식사를 하는 것도 잘못된 일이지만, 특히 당뇨병 환자가 이런 식의 극단적인 식사를 하는 것은 위험천만한 일이다.

## 밥이나 국수는 안전하지만 설탕은 위험하다.

탄수화물은 크게 우리의 주식인 밥이나 국수의 성분인 복합당(녹말, 글리코젠)과 과당이나 설탕같이 탄소 분자가 하나 또는 2개인 단순당으로 나뉜다. 글리코젠은 포도당이 여러 개 모여 복합체를 이룬 것으로, 소화관에서 포도당으로 분해되어 흡수된다. 또한 글리코젠은 포도당으로 분해되어야만 단맛이 나는 데 반해 과당이나, 과당과 포도당이 합쳐진 설탕은 그 자체로 단맛이 난다. 많은 사람이 탄수화물은 모두 같다고 알고 있는데, 포도당의 복합체인 글리코젠(밥, 국수, 식빵)은 비교적 안전하나 과당이나 설탕(과당과 포도당의 복합체)은 안전하지 않다.

1980년대 초에 설탕 섭취가 혈당 조절에 미치는 영향에 대한 연구가 시행된 적이 있다. 그 결과는 요리에 첨가하는 정도의 설탕은 혈당 조절에 의미 있는 영향을 주지 않는다는 것이었다. 이 연구는 과학적으로 잘 수행되어 유명한 의학 잡지에 발표되었고,[43] 이후 의학 교과서에서도 상당 기간 동안 이것을 정설로 인정했다.

그렇다면 설탕은 정말로 안전할까? 밥의 성분인 글리코젠은 소화관에서 포도당으로 분해되어야 하므로 설탕보다 혈당이 높아지는 속도가 느리다. 하지만 글리코젠은 포도당으로만 구성되어 있어 같은 양을 복용할 경우 포도당과 과당으로 구성된 설탕, 과당으로만 이루어진 과일이나 꿀보다 전체 포도당 지수는 더 높다. 실제로 정상인이 과일이나 꿀을 먹고 혈액 내 포도당 수치를 재면 별로 증가하지 않는다. 당뇨병 환자의 경우에는 과당을 먹으면 혈당이 어느 정도 올라가지만, 같은 양의 포도당을 먹었을 때보다는 현저히 낮게 올라간다.

그러나 이것은 어디까지나 혈액 내 포도당을 쟀기 때문이지 포도당과 구조는 비슷하지만 다른 물질인 과당을 잰다면 얘기가 달라진다. 서울대학교병원 이홍규 선생님의 연구에 따르면, 포도당(밥)을 먹었을 때는 혈액 내 포도당이 증가하지만 과당은 증가하지 않는다. 이에 반해 설탕이나 과당을 먹으면 혈액 내 포도당은 별로 올라가지 않지만 과당이 증가한다.[44]

43  Slama G, Haardt MJ, Jean-Joseph P, et al. Sucrose taken during mixed meal has no additional hyperglycaemic action over isocaloric amounts of starch in well-controlled diabetics. *Lancet*. 1984;2(8395):122-125.

44  Kim HS, Paik HY, Lee KU, Lee HK, Min HK. Effects of several simple sugars on serum glucose and serum fructose levels in normal and diabetic subjects. *Diabetes Res Clin Pract*. 1988;4(4):281-287.

그림 8  포도당(밥)에 비한 설탕이나 과당의 위험성

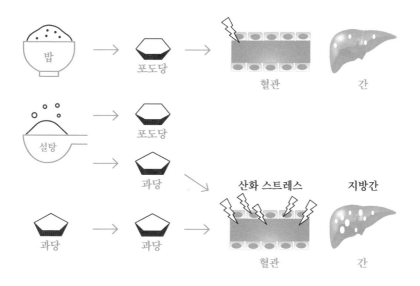

그런데 포도당에 비해 과당이 당뇨 합병증을 일으키는 중요한 요인으로 알려진 산화 스트레스를 더 증가시킨다는 점이 널리 인정되고 있다.[그림 8][45][46] 즉, 혈당만 재서는 설탕이나 과당의 과다 섭취로 인한 스트레스를 충분히 가늠할 수 없고, 설탕이나 과당의 과다 섭취가 밥을 많이 먹었을 때보다 비만이나 혈관 합병증을 일으킬 위험을 더 높일 수 있다는 얘기다.

45  Zhang DM, Jiao RQ, Kong LD. High Dietary Fructose: Direct or Indirect Dangerous Factors Disturbing Tissue and Organ Functions. *Nutrients*. 2017;9(4).

46  Stanhope KL. Sugar consumption, metabolic disease and obesity: The state of the controversy. *Crit Rev Clin Lab Sci*. 2016;53(1):52-67.

그림 9

# 포도당에 의한 포만감 유도

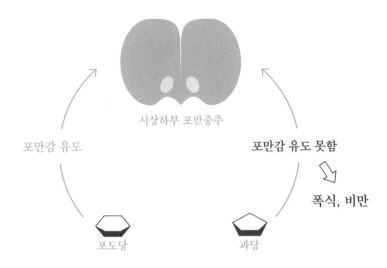

시상하부 포만중추

포만감 유도        포만감 유도 못함

폭식, 비만

포도당        과당

한편 쌀밥이나 국수는 대부분 몸 안에 글리코겐으로 저장된다. 그러나 설탕이나 과일의 성분인 과당 및 알코올은 글리코겐으로 저장되지 않고 간에서 지방으로 잘 전환된다. 따라서 조금만 많이 먹어도 간에서의 지방 합성이 증가해 지방간 발생 위험이 높아진다.[그림 8][47]

또한 설탕이나 과당은 식욕을 억제하지 않기 때문에 살이 더찔 수 있다. 뇌에는 우리가 음식을 먹었을 때 포만감을 느끼게 하

---

47　Jensen T, Abdelmalek MF, Sullivan S, et al. Fructose and sugar: A major mediator of non-alcoholic fatty liver disease. *J Hepatol.* 2018;68(5):1063-1075.

는 포만 중추satiety center가 있는데, 이 포만 중추를 자극하는 영양소 중 가장 효과가 큰 것이 포도당이다.[48] 즉, 같은 칼로리의 음식을 먹었을 때 밥이 주는 포만감에 비해 설탕이나 과당이 주는 포만감이 많이 떨어지고, 이에 따라 과식 및 폭식을 할 위험이 많다. (그림 9) 따라서 건강을 유지하면서 살을 빼기 위해서는, 일반적인 생각과는 달리 밥을 충분히 먹고 과당이나 설탕 및 지방 섭취를 제한해야 한다.[49][50]

결론적으로 얘기해서 **쌀이나 밀가루 음식[51]을 많이 먹는다고 해서 살이 찌는 것이 아니라 지방이나 설탕, 과당을 많이 먹으면 살이 찐다.**

한편 설탕은 인공적으로 만든 것이기 때문에 안전하지 않지만, 천연 식물인 과일이나 꿀의 당분인 과당은 안전하다는 얘기도 널리 퍼져 있다. 나는 이 이야기는 어느 정도 과학적 근거가 있다고 생각한다. 앞에서 과당이 포도당보다 산화 스트레스를 더 증가시킨다고 했는데, 다행히 과일이나 꿀에는 비타민 C나 플라보노이드 같은 항산화 물질이 풍부하지만, 설탕은 항산화 물질 없이 과당과 포도당으로만 이루어져 있다.

---

**48** Mobbs CV, Isoda F, Makimura H, et al. Impaired glucose signaling as a cause of obesity and the metabolic syndrome: the glucoadipostatic hypothesis. *Physiol Behav*. 2005;85(1):3-23.

**49** Bray GA. Fructose: should we worry? *Int J Obes* (Lond). 2008;32 Suppl 7:S127-131.

**50** 커피는 설탕만 들어 있지 않으면 상관없기 때문에 믹스 커피를 좋아하는 사람은 블랙커피로 바꾸기를 권한다.

**51** 크림빵이나 슈크림처럼 단맛이 나는 빵은 예외이다.

이상을 종합해보면, 설탕보다는 과일이나 꿀이 몸에 더 안전하지만, 과일도 너무 많이 먹으면 좋지 않다. 비타민 C나 플라보노이드계 항산화 물질은 토마토나 가지 등 색을 띠는 채소에도 들어 있으므로 단맛이 없는 채소를 충분히 먹음으로써 보충하는 것이 바람직하다. 과일의 하루 섭취량은 전문가마다 의견이 다를 수 있으나 가능하면 너무 달지 않은 것이 좋다. 나는 일반적으로 하루에 사과 1개 이내를 먹으라고 권한다.[52] 실제로 과일을 많이 먹으면 술을 많이 먹었을 때와 마찬가지로 지방간이 생기고, 혈액 내 중성지방 수치가 상승한다. 이는 과다 섭취한 과당을 간에서 지방으로 전환하기 때문에 나타나는 현상이다. 특히 나이가 많은 당뇨병 환자 중 입맛이 없다는 이유로 밥은 잘 먹지 않고 과일을 많이 먹는 분들이 있는데, 이것은 피해야 하는 생활 습관이다.

## 애써 잡곡밥을 먹을 필요는 없다.

"당뇨병 환자는 흰쌀밥이나 밀가루 음식을 먹으면 안 되고, 현미밥이나 잡곡밥을 먹어야 한다."라는 것도 당뇨 식사에 대한 잘못된 상식이다. 어떤 음식을 일정량 먹은 후 혈당이 얼마나 올라가는지 측정하는 검사법이 있다. 소위 당지수glycemic index라고 하

---

52  일반적으로 과일은 나무에서 나는 열매를 말한다. 그러나 내가 여기에서 얘기하는 과일은 수박, 참외, 딸기 등 단맛이 나는 식물의 열매 전부를 포함한다.

는 검사법인데, 보리쌀 같은 잡곡이나 현미로 지은 밥이 흰쌀밥이나 밀가루로 만든 식빵, 국수보다 흡수가 느리기 때문에 당 지수가 더 낮다. 하지만 그 차이는 크지 않다.

물론 현미밥이나 잡곡밥이 흰쌀밥이나 식빵, 국수보다 건강에 더 좋을 수 있다. 흰쌀밥이나 밀가루 음식보다 비타민이나 섬유소가 많이 포함되어 있기 때문이다. 특히 섬유소는 변비나 대장암을 예방하는 장점이 있기 때문에 평소에 현미밥이나 잡곡밥을 잘 먹었던 환자라면 굳이 이 습관을 바꿀 필요는 없다. 그러나 이런 음식을 좋아하지 않는 사람이라면 단지 혈당을 낮추기 위해 입에 맞지 않는 현미밥이나 잡곡밥을 먹느라고 고생하지 않아도 된다. 보리쌀이나 현미에 더 풍부한 비타민 B는 종합 비타민을 하루에 한 알 정도 먹으면 해결되고, 섬유소는 굳이 잡곡을 먹지 않더라도 채소나 나물 같은 음식을 많이 먹음으로써 충분히 해결할 수 있다.

그림 10        지방산의 종류

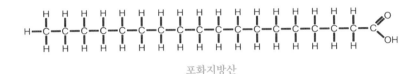

포화지방산

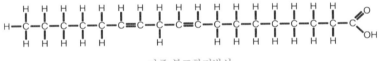

단일 불포화지방산

다중 불포화지방산

## 6.2 불포화 지방산

단백질과 지방도 우리가 먹는 음식의 성분이다. 앞 장에서 간단히 설명했듯이 단백질은 식물성 단백질과 동물성 단백질로 나뉘고, 동물성 단백질은 다시 붉은색 고기와 흰색 고기로 나뉜다. 그리고 단백질을 구성하는 아미노산은 그 구조에 따라 다시 여러 가지로 나뉘는데, 각각의 아미노산의 기능에 대해서는 아직 밝혀지지 않은 부분이 많고 너무 전문적인 내용이기 때문에 생략하기로 한다.

한편 음식에 들어 있는 지방은 크게 중성지방triglyceriade[53]과 콜레스테롤로 구성되어 있다. 그중 대부분이 중성지방으로, 중성지방을 구성하는 주요 성분인 지방산은 일부 몸 안에서 만들어질 수도 있으나 대부분 음식으로 섭취된다.

조금 더 설명하자면, 지방산은 다른 물질과 반응할 수 있는 이중 결합이 있느냐에 따라 크게 포화지방산saturated fatty acid과 불포화지방산unsaturated fatty acid으로 나뉜다.[그림 10] 또한 불포화지방산은 다시 이중 결합의 수에 따라 단일불포화지방산monounsaturated fatty acid; MUFA과 다중불포화지방산polyunsaturated fatty acid; PUFA으로 나뉘며, 다중불포화지방산은 다시 오메가 3와 오메가 6 지방산으

---

53  3개의 지방산과 1개의 글리세롤이 합쳐진 물질.

로 나뉜다. 얘기가 너무 전문적으로 흘렀는데, 쇠고기와 같은 육류에 많은 것이 포화지방산이고, 올리브유나 땅콩에 많은 것이 단일불포화지방산, 옥수수와 같은 식물에 많은 것이 오메가 6 지방산, 등 푸른 생선에 많은 것이 오메가 3 지방산이다.

생선을 많이 먹는 일본인이나 에스키모에게 성인병이 흔하지 않다는 사실을 통해 불포화지방산이 건강 유지에 중요한 역할을 할 가능성이 오래전에 제시되어 널리 인정되고 있다. 이에 반해 포화지방산으로 구성된 육류를 많이 먹으면 비만과 관련된 동맥경화증 등 여러 성인병의 원인이 된다. 이를 설명하는 과학적 근거로 포화지방산 섭취가 증가하면 동맥경화증을 유발하는 LDL-콜레스테롤 농도가 올라간다는 것을 들 수 있다.

한편 포화지방산은 세포 내에서 세라마이드ceramide라는 지방산 대사산물로 잘 전환되는데, 이것이 몸 안에서 염증 반응을 일으키는 데 관여한다.[54] 염증 반응은 몸 안에 침입한 세균 같은 것을 제거하는 데 필요한, 몸에 없어서는 안 되는 방어기전이지만, 그 반응이 과다하게 강해지면 다른 부작용이 나타난다. 대표적인 것이 최근 증가하고 있는 비만 관련 성인병들이다. 여기에 비해 단일불포화지방산이나 다중불포화지방산은 포화지방산보다 세라마이드로의 전환이 잘 일어나지 않기 때문에 비만과 관련된 성

54  Bikman BT, Summers SA. Ceramides as modulators of cellular and whole-body metabolism. *J Clin Invest.* 2011;121(11):4222-4230.

인병을 잘 일으키지 않는다.

그렇지만 때로 이와 같은 '믿음'이 증명되지 않는 경우도 있다. 미국 여행을 하다 보면 옥수수 밭만 계속되는 넓은 들판을 자주 만날 수 있는데, 그러다 보니 미국 사람들은 육류 대신 식물성 기름인 옥수수기름을 많이 먹으면 건강에 좋을 것이라는 생각을 한 것 같다. 미국에서 약 30년 정도 이와 같은 식생활의 변화를 시도했는데, 불행하게도 당뇨병이나 심장병 같은 성인병 발생이 줄지 않았다.[55] 이에 관한 최근 연구에 따르면 옥수수기름에 많은 오메가 6 지방산인 알파리놀렌산alpha-linolenic acid 역시 세포 내에서 염증 반응을 잘 일으킨다.[56] 이에 반해 생선, 특히 등 푸른 생선에 많은 오메가 3 지방산과 오메가 6 지방산 중에서도 달맞이꽃 종자유에 많은 감마리놀렌산gamma-linolenic acid은, 옥수수기름에 비해 염증 반응을 적게 일으키거나 억제하기 때문에 비만 관련 질환 예방에 도움이 되는 것으로 보고 있다.[57]

그러나 어떤 종류의 지방산이 몸에 좋을 것이라는 과도한 믿음은 오히려 나쁜 결과를 초래할 수도 있다. 염증 반응은 몸에 꼭 필

55  Ramsden CE, Zamora D, Majchrzak-Hong S, et al. Re-evaluation of the traditional diet-heart hypothesis: analysis of recovered data from Minnesota Coronary Experiment (1968-73). *BMJ*. 2016;353:i1246.
56  Vafeiadou K, Weech M, Altowaijri H, et al. Replacement of saturated with unsaturated fats had no impact on vascular function but beneficial effects on lipid biomarkers, E-selectin, and blood pressure: results from the randomized, controlled Dietary Intervention and VAScular function (DIVAS) study. *Am J Clin Nutr*. 2015;102(1):40-48.
57  Sergeant S, Rahbar E, Chilton FH. Gamma-linolenic acid, Dihommo-gamma linolenic, Eicosanoids and Inflammatory Processes. *Eur J Pharmacol*. 2016;785:77-86.

요한 방어기전이기 때문에 이것을 과다하게 억제해서는 안 된다. 한편 불포화지방산이 가지고 있는 이중 결합이 잘못된 파트너와 반응하면 오히려 해로운 결과를 초래한다. 대표적인 예로 불포화지방산이 반응성 산소reactive oxygen라는 불안정한 산소와 반응하면 과산화지질lipid peroxide로 변하는데, 이것은 오히려 심한 염증 반응을 초래해 동맥경화증이나 당뇨병 합병증뿐만 아니라 암 발생에도 관여할 수 있다. 생선이 상하면 비린내가 나는데 그것이 대표적인 과산화지질이다. 따라서 불포화지방산을 충분히 섭취하는 것은 권장하지만, 과량을 섭취한다거나 특히 상한 냄새가 나는 물질을 섭취하는 것은 피해야 한다.

### 감마리놀렌산

대표적으로 달맞이꽃 종자유에 많은 오메가 6 지방산의 일종으로 염증 반응을 억제한다. 일반적인 오메가 6 지방산인 아라키돈산arachidonic acid에 의해 제2형 프로스타글란딘series 2 prostaglandin이라는 염증 물질이 만들어지는 데 반해, 감마리놀렌산은 이와는 다른 제1형series 1 프로스타글란딘을 만든다. 실제로 달맞이꽃 종자유는 항산화물질 중 하나인 알파리포산alpha-lipoic acid과 같이 임상에서 당뇨병성 신경증의 치료제로 사용한다. 한편 오메가 3 지방산으로부터 제3형 프로스타글란딘이라는 물질이 만들어지는데 이 역시 염증 억제 반응을 일으킨다.

## 6.3 균형 잡히고 규칙적인 식사의 중요성

앞에서 여러 가지 영양소에 관한 얘기를 했는데, 이보다 더 강조되어야 하는 점이 균형 잡히고 규칙적인 식사의 중요성이다. 여러 가지 영양소 중 어느 하나도 부족해서는 안 되기 때문에 어떤 음식이 좋다고 해서 그것만 많이 먹어도 안 되고, 어떤 음식이 나쁘다고 해서 먹지 않아도 안 된다. 예를 들어, 동물성 지방이 나쁘다고 해서 그것을 전혀 먹지 않는 것은 장기적으로 보면 건강에 좋지 않다. 사람은 오랫동안 잡식성 동물로 진화해왔기 때문에 여러 종류의 음식을 골고루 먹는 것이야말로 자연에 순응함으로써 건강을 유지하는 제일 좋은 방법이다.

문제는 사람마다 식성도 다르고 먹을 수 있는 음식의 종류도 다르다는 점이다. 그래서 여러 병원에서 당뇨병 교실을 운영하며 각각의 음식을 영양소 구성이 비슷한 것들끼리 묶어 이들을 골고루 섭취하도록 알려주고 있다. 이를 위해 식품 교환 단위에 대해서 교육하는데, 음식을 곡류군, 어육류군, 채소군, 지방군, 우유군, 과일군 등 6개 식품군으로 나누고 각각의 식품군에 포함되는 다양한 음식을 단위로 표시해 서로 교환해서 먹게 한다.

그런데 교육 내용을 들여다보면 너무 복잡하고 어렵다는 느낌이 든다. 아무리 좋은 내용도 너무 어려우면 실효성이 떨어진다.

따라서 영양 교육을 하는 영양사들도 이와 같은 교육이 얼마나 의미가 있을지 다시 생각해볼 필요가 있다. 너무 복잡한 얘기 말고 환자들이 간단히 기억할 수 있는 몇 가지를 지적해 그것을 고치게 하는 것이 더 효과적일 것이다. 환자마다 일상적으로 해오던 식사 습관이 있으면, 그중 나쁜 식습관을 파악해 약간의 조정을 함으로써 음식을 골고루 섭취하도록 유도해야 한다.

한편 제1형 당뇨병을 포함해 인슐린을 맞는 당뇨병 환자, 설폰 요소제가 포함된 먹는 약을 쓰는 당뇨병 환자에게 가장 중요한 식사요법의 원칙은 규칙적인 식사다. 인슐린 치료법에서 다시 설명하겠지만, 정상인은 음식을 섭취하면 자동으로 인슐린 분비가 촉진된다. 그러나 당뇨병 환자는 이와 반대로 식사를 하기 전에 인슐린을 맞기 때문에, 인슐린을 맞고 제 시간에 식사를 하지 않으면 저혈당이 나타난다. 따라서 규칙적인 시간에 비슷한 양의 음식을 섭취함으로써 매일매일 혈당이 비슷하게 조절되도록 해야 한다.

## 6.4 병형에 따른 식사요법

### 제1형 당뇨병의 식사요법

제1형 당뇨병은 제2형 당뇨병과 달리 비만과는 큰 관련이 없으며, 간혹 성인 연령에서 발병하기도 하지만 대부분 청소년기 이전에 발병한다. 따라서 신체가 발육하는 시기인 청소년기에 발병하는 경우 충분한 영양 공급은 필수다. 일반적으로 혈당을 조절하는 요인으로 인슐린, 음식의 양, 운동 및 스트레스 4가지를 얘기하는데, 이 중 인슐린과 운동은 혈당을 낮추고, 음식을 많이 먹거나 스트레스가 있으면 혈당이 올라간다.

제1형 당뇨병 환자의 경우 혈당 조절을 위해 인슐린을 많이 쓰고 음식을 많이 먹는 것과 인슐린을 적게 쓰고 음식을 줄이는 것 중 어떤 방법이 좋은지 물어보면, 실력 있는 당뇨병 전문가들도 당황할 것이다. 과식을 하면서 인슐린을 많이 맞으면 체중이 증가해 비만이 될 위험이 있고, 반대로 음식 섭취를 제한하면서 인슐린의 양을 줄이면 영양실조에 빠질 위험이 있다. 그러나 나에게 이 둘 중에서 한 가지 방법을 고르라고 한다면, 약간 뚱뚱해지는 한이 있더라도 인슐린을 충분히 맞으면서 음식을 충분히 섭취하라고 할 것이다.

이에 대한 근거를 간단히 설명하자면, 앞에서 얘기한 대로 인슐린은 혈당을 감소시키는 작용은 물론 몸의 체지방을 유지하는 기능도 한다. 인슐린이 부족하면 혈당만 올라가는 것이 아니라 지방 조직에 저장된 중성지방이 깨져 지방산이 증가한다. 또한 굶었을 때와 같이 체내 에너지가 부족하면 혈액 내 지방산 농도가 올라가는데, 이 농도가 너무 올라가면 혈관 세포에 스트레스로 작용한다. 즉, 인슐린을 몸에서 필요한 양보다 적게 주면 혈당만 올라가는 것이 아니라 혈액 내 지방산도 올라가고, 이것이 혈관 합병증의 원인으로 작용할 수 있다. 이에 반해 음식을 많이 먹었을 때는 혈당만 올라가지 지방산은 올라가지 않는다. 물론 혈당이 과도하게 올라가도 혈관 세포가 스트레스를 받지만, 지방산에 의한 스트레스보다는 그 정도가 심하지 않다. 따라서 영양사와 상담을 통해 우선 충분한 양의 음식을 섭취하여 혈액 내 지방산의 증가를 막는 한편 정상적인 성장과 발육이 일어날 수 있게 하고, 이에 맞는 인슐린 필요량을 찾아주려는 노력을 해야 한다. 물론 그렇다고 해서 음식 조절을 하지 않고 인슐린 양만 올리면 비만이 될 수 있고 나이가 들어 동맥경화증이 생길 위험이 증가할 수 있다.

# 비만하지 않은 제2형 당뇨병의 식사요법

증례 4.

66세 남자 환자인데 종양내과에서 혈당이 잘 조절되지 않는다
며 내분비내과 외래로 의뢰했다. 당뇨병이 발견된 것은 5년 전
으로 당시에는 신장 165cm, 체중 74kg으로 약간 뚱뚱한 편이
었으나, 5개월 전 폐암 수술을 받고 항암치료를 하면서 체중이
많이 감소해 58kg가 된 상태였다. 의사가 혈당강하제 3가지를
같이 쓰고 있으나 당화혈색소 8.5%로 혈당 조절이 안 된다고 얘
기해 환자는 걱정을 많이 하고 있었다. 가족 말에 따르면 식전 식
후로 하루에 여섯 번씩 혈당 검사를 하고, 혈당이 올라가지 않는
음식을 가려 먹는다고 했다. 이 환자에게 나는 현재 혈당이 많이
높은 상태는 아니고, 설사 높다 하더라도 아무 문제가 안 된다고
설명했다. 암 치료를 위해서는 어떤 음식이든 가리지 말고 잘 먹
어 체중을 늘려야 하고, 먹은 음식이 몸에 잘 저장될 수 있도록
인슐린 보충이 필요하다고 설명한 후 인슐린을 처방했다. 특히
혈당 검사를 너무 자주 하면 걱정되어 음식을 못 먹으니 자주 하
지 말고, 아침 공복 혈당만 재서 200mg/dL을 넘지 않으면 인슐
린 용량을 그냥 유지하고, 며칠 동안 계속 200mg/dL이 넘으면
인슐린 용량을 조금씩 늘리라고 했다.

앞에서 얘기한 바와 같이 우리나라에는 비만하지 않은 제2형 당뇨병 환자가 비만한 당뇨병 환자보다 더 흔하다. 이들에 대한 당뇨병 치료 원칙은 비만한 당뇨병 환자에 대한 치료와는 달라야 하고, 따라서 미국 등 서구의 치료 지침을 그대로 따라서는 안 된다. 그리고 제2형 당뇨병 환자 중에서도 체중이 정상보다 모자라는(체질량지수 20 이하) 마른 당뇨병 환자는 체중을 더 늘려야 하며, 이를 위해서는 평소 식사량보다 더 많은 음식을 섭취해야 한다.

특히 위의 증례처럼 암이나 다른 소모성 질환이 있는 환자의 경우 음식의 종류를 가리지 말고 가능한 한 많이 섭취해야 한다. 간혹 항암 치료를 받는 환자 중에도 혈당이 올라간다고 음식을 가려서 먹는 경우가 있는데 이는 잘못이다. 암은 에너지 소모가 많은 병이라 체중이 감소하기 때문에 음식을 많이 먹어 원기를 회복해야 하는데, 혈당이 올라간다고 음식을 제한하는 것은 주객이 바뀐 것이다. 특히 항암 치료는 암세포를 약물로 없애는 방법인데, 불행히도 항암제를 쓰면 암세포뿐만 아니라 정상 세포도 일부 손상된다. 그리고 항암 치료 후 암세포보다 정상 세포의 회복이 빨라야 암이 치료되며, 그렇지 못하면 암에 지게 된다. 따라서 어떻게 해서든 정상 세포가 손상으로부터 회복되도록 도와줘야 하는데, 이를 위해서는 충분한 영양분 공급은 필수다. 설사 높은 혈당이 당뇨병 합병증의 원인이라 하더라도 합병증이 생기기까지는 10년 이상 걸리지만, 암 치료의 성공 여부는 그보다 훨씬 짧은 시간 안에 결정된다. 극단적으로 얘기하면 당뇨병 치료는 암 치료가 끝난 후에 다시 해도 되는 것이다. 그러므로 이런 경우에는 어느 정도 혈당이 올라가는 것은 무시한 채 아무 음식이나 많이 먹고, 약이나 인슐린을 써서 먹은 음식이 몸에 저장되게 해야 한다. 앞에서 얘기한 지방이나 단백질, 설탕이 나쁘다는 점도 이 경우에는 무시한다. 다만 필요한 약이나 인슐린을 같이 써서 먹은 음식이 몸에 저장되게 한다. 그렇다고 인슐린을 너무 많이 맞으면 저혈당이 생길 수 있기 때문에 조심해야 하는데, 아침 식전 혈당을 기준으로 150~200mg/dL 정도만 돼도 오줌으로 당이 많이 빠져나가 탈수가 나타나지는 않으므로 이를 기준으로 한다.

암과 같은 소모성 질환이 없더라도 체중이 정상 체중의 범위(체질량지수 20~25)에 드는 환자는 체중을 그 상태로 유지하는 것이 좋다. 따라서 음식 섭취량을 평소보다 많이 줄이는 것은 바람직하지 않다. 반대로 음식을 제한하지 않고 약이나 인슐린을 써서 체중이 많이 느는 것도 좋지 않다. 약물요법과 인슐린요법에 대한 설명에서 다시 얘기하겠지만, 인슐린이나 설폰요소제, 글리타존 같은 약은 체중이 느는 경향이 있고, 메트포르민, DPP-4 억제제, SGLT2 억제제 같은 약은 체중이 잘 늘지 않는다. 어떤 약을 선택할지는 주치의의 권한이다. 하지만 환자 스스로 현재 사용 중인 약의 특징을 이해하고, 적절한 식이요법을 통해 체중이 정상 범위에 있도록 노력하는 것은 앞으로의 건강 유지를 위해 혈당 조절만큼이나 중요하다.

## 비만한 제2형 당뇨병의 식사요법

비만한 당뇨병 환자는 식사량을 줄임으로써 체중을 줄여야 한다. 그 이유는 몸무게가 많이 나가는 것 자체가 동맥경화증이나 대사증후군의 위험을 올리기 때문이다. 그런데 비만한 환자가 음식을 적게 먹어 체중을 빼는 일은 쉽지 않다. 우리 몸에는 체지방량을 일정하게 유지하려는 기전이 있어 몸무게가 줄면 더 먹으려는 본능이 발동한다. 지방조직에서 만들어지는 호르몬 중 렙틴leptin이라는 물질이 있는데, 이것이 뇌 시상하부hypothalamus에 작용해 음식 섭취를 제한하고 이에 따라 체중이 일정하게 유지된다. 지방조직의 양이 많을수록 혈액 내 렙틴 농도가 높게 유지되는데, 체지방이 빠지면 지방조직에서 생산되는 렙틴 양이 줄고 이에 따라 음식을 더 먹어야겠다는 본능이 발동한다. 급격한 다이어트에 실패하는 이유도 이 본능 때문이다.

한편 음식을 너무 적게 먹어 급격히 체중을 줄이면 영양실조에 빠질 수도 있다. 비만인 사람도 영양실조에 걸릴 수 있다는 사실을 의사 중에도 모르는 사람이 있는데, 급격하게 체중을 빼면 몸이 적응을 못해 면역력이 떨어지는 등 영양실조 증상이 나타난다. 따라서 급격한 체중 감량보다는 먼저 6개월 동안 3~5kg 정도만 줄이겠다는 목표를 잡는 것이 좋다. 제3부에서 자세히 설명하겠지만, 이 정도만 체중 감량을 유지할 수 있어도 몸의 영양소 대사는 역설적으로 동화작용anabolism 상태로 바뀌고, 인슐린 저항성은 해소될 수 있다.

　비만한 당뇨병 환자의 체중 감소를 유도할 때도 강조해야 하는 점은 균형 잡힌 식사다. 인터넷을 찾아보면 3대 영양소 중 한 가지만 먹는, 소위 원푸드 다이어트one food diet를 하면 체중이 빠진다는 얘기를 쉽게 찾을 수 있다. 그 종류도 사과, 바나나, 오렌지 같은 과일, 감자나 검은콩 같은 곡류, 채소나 채소 효소 등 여러 가지가 있는데, 가장 유명한 것이 앞에서 얘기한 황제 다이어트다. 밥이나 국수 같은 복합당을 극도로 줄이고 고기 위주로 먹는 황제 다이어트를 하면 실제로 체중이 빠진다. 그러나 이와 같은 식사를 하면 몸 안의 영양소 대사가 통째로 흔들린다. 고기에는 없는 여러 종류의 비타민이나 전해질, 무기 원소의 결핍이 초래되고, 동물성 단백질의 과다 섭취로 동맥경화증이나 당뇨병성 신증 발생이 증가한다. 따라서 특히 당뇨병 환자는 비만한 경우라도 황제 다이어트나 원푸드 다이어트는 절대 하면 안 된다.

❖

이상을 요약하면, 건강을 유지하면서 체중을 줄이기 위해서는 여러 가지 음식을 골고루 먹되, 설탕이 많이 들어간 인스턴트식품이나 육류 섭취는 가능한 한 줄이고 대신 밥이나 국수 같은 주식 위주의 식사를 하는 것이 좋다. 채소는 그 자체로 약간의 포만감을 유발할 수 있고, 여러 종류의 비타민이나 항산화물질이 풍부하기 때문에 충분히 섭취하는 것이 좋다.

살을 빼려면 하루 세끼를 규칙적으로 먹어야 한다. 우리 몸은 어느 기간 이상 굶으면 뇌 시상하부가 자극을 받아 폭식을 하게 되어 있다. 주로 포도당이 뇌 시상하부의 포만중추를 충족시키므로, 포도당(글리코젠)으로 구성된 밥이나 국수를 규칙적으로 먹어 시상하부가 흥분하는 것을 막아야 한다. 다만 야식을 하는 것은 그 자체로 체중을 증가시킬 수 있으므로 저녁밥을 충분히 먹은 후 밤새 배를 비워놓는 것이 좋다.

# 7. 운동요법

운동은 혈당을 낮추기 위해 하는 것이 아니다.

운동요법은 식사요법, 약물요법과 같이 당뇨병 관리에 꼭 필요한 치료 방법 중 하나다. 운동을 하면 에너지 소모가 늘어나기 때문이다. 운동 부족도 최근 우리나라에서 당뇨병이 늘어나는 이유 중 하나라고 생각한다. 즉, 이전에는 걸어 다닌 거리도 차를 타게 됨으로써 에너지 소모가 줄었고, 이 상태에서 고열량의 서구식 식사를 함으로써 잉여 에너지가 몸에 저장되는 비만 및 당뇨병의 발생을 증가시켰을 것으로 추정해볼 수 있다.

당뇨병 관리에서 운동은 혈당 및 체중 조절, 체력 향상, 스트레스 해소 등 여러 가지 좋은 점을 가지고 있다. 그런데 운동에 대해서도 많은 사람이 잘못 알고 있는 점이 있다. 내가 정기적으로 진료를 하는 당뇨병 환자 중 갑자기 혈당 조절이 안 되는 분들에게 무슨 일이 있었느냐고 물어보면 그동안 운동을 못 했다는 얘기를 제일 자주 한다. 운동을 하면 혈액 내 포도당이 근육으로 섭취되는 양이 늘면서 혈당이 떨어진다. 어떤 환자는 운동 전후에 혈당을 재고, 어떤 책을 보면 식후 1시간 정도에 운동을 해 혈당을 떨어뜨려야 한다는 얘기도 나온다. 그러나 이는 잘못된 얘기다. 당뇨병 환자가 운동을 해야 하는 이유는 혈당을 떨어뜨리기 위해서가 아니다. 밥을 먹고 나면 혈액이 위장관으로 가야 하는데, 운동을 하면 피가 근육으로 가게 돼 소화 장애를 유발할 수 있다. 그뿐만 아니라 혈당을 감소시키는 데 집착하다 보면 맨 앞에 소개한 환자처럼 과도한 운동에 의해 다칠 수도 있다.

당뇨병이 없는 사람도 운동을 한다. 혈당 때문이 아니라 건강을 유지하기 위해서다. 그렇다면 의사들이 당뇨병 환자에게 운동을 권하는 이유는 무엇일까? 그것 역시 건강을 유지하기 위해서지 혈당을 낮추기 위해서가 아니다. 사실 운동은 살아남기 위해 필요한 필수적인 본능이다. 동물이 먹이를 잡거나 적의 공격을 피하기 위해서는 튼튼한 다리를 가지고 잘 뛰어야 한다. 그런데 적에게 공격을 당해 줄행랑을 한번 놓으면 다음번 적의 공격에 더 잘 대비하기 위해 본능적으로 운동 능력이 늘게 된다.

운동에는 유산소운동과 무산소운동이 있다. 무산소운동은 근육에 저장된 글리코겐을 쓰는 100m 달리기나 역기 같은 급격한 운동을 말하며, 이는 산소가 없어도 가능하다. 이에 반해 유산소운동은 산소가 있어야 하며, 혈액 내 지방산이나 포도당을 이용해 근육에 있는 미토콘드리아[58]가 에너지를 만든다.

---

58  미토콘드리아: 세포 내 호흡을 통해 에너지, 즉 ATP 대부분을 만드는 세포소기관.

심한 무산소운동을 하고 나면 근육에 저장된 글리코젠이 고갈되는데, 다음번 운동을 대비해 근육 안에 새로 저장되는 글리코젠의 양이 늘어난다. 자연계에 사는 동물도 운동 훈련을 하는지는 모르겠지만, 운동선수들이 훈련을 통해 운동 능력을 증가시키는 이론적인 배경이 여기에 있다. 한편 유산소운동을 하고 나면 지방조직에 저장된 중성지방이 지방산으로 바뀌고, 피를 통해 근육으로 들어가는 복잡한 과정을 생략하기 위해 근육이 직접 중성지방을 저장하는 능력이 증가한다. 또한 근육에 있는 미토콘드리아의 양이 늘어나 지방산이 에너지로 바뀌는 능력도 늘게 된다. 이 과정에서 지방산이 핏속을 돌아다녀야 할 필요가 줄어들어 혈액 내 지방산 농도가 감소하는데, 앞에서 설명한 바와 같이 지방산이 혈관 세포에 스트레스로 작용하기 때문에 유산소운동을 꾸준히 하면 동맥경화증의 진행을 억제하는 데 도움이 되는 것이다.

**식사 제한 없이 운동만 해서는 살이 잘 빠지지 않는다. 하지만 운동을 하면 체중이나 전체적인 체지방의 양은 변하지 않더라도 체지방의 분포는 좋은 쪽으로 변한다.** 비만 중에도 복부비만이 건강에 안 좋다는 얘기를 많이 하는데, 복부비만은 다시 피하비만subcutaneous obesity과 내장비만visceral obesity으로 나뉜다. 복막을 기준으로 바깥쪽 부위에 기름이 많은 경우를 피하비만, 복막 안에 있는 내장에 기름이 많은 경우를 내장비만이라고 부르는데, 내장비만인 사람이 동맥경화증이나 당뇨병 같은 성인병에 취약한 반면 피하비만인 사람은 비만하더라도 건강한 것으로 알려져 있다.

전형적으로 복부비만 상태인 일본 스모 선수들이 운동을 하는 동안에는 피하지방이 많은 체형을 보이는 데 반해, 운동을 그만두면 내장비만으로 체형이 바뀌면서 동맥경화증 같은 병으로 일찍 사망한다.

최근 당뇨병 환자도 아령 같은 운동을 통해 근력을 증가시켜야 한다는 얘기가 대두되고 있다. 특히 나이가 들면서 근육량이 줄어드는 소위 '근감소증sarcopenia' 상태가 될 수 있기 때문에 이를 예방하기 위해서도 근력운동이 필요하다. 실제로 유산소운동과 근력운동을 같이 하는 것이 노인의 근감소증을 예방할 수 있는 최선의 방법임이 널리 인정되고 있다.

하지만 둘 중 하나를 고르라고 한다면 나는 우선 유산소운동을 권한다. 근력을 증가시키는 운동을 하면 근육 내 글리코젠 저장 능력이 증가하기 때문에 혈당이 더 잘 떨어진다. 그러나 운동을 통해 얻고자 하는 일차적인 이득은 단기적인 혈당 조절의 호전보다는 장기적인 혈관 질환의 예방이다. 특히 나이가 든 제2형 당뇨병 환자가 근력 운동을 잘못하다 보면 다칠 위험이 많기 때문에 무리하지 않는 수준에서 가볍게 시작하고, 서서히 강도를 올려 나가야 한다.

평소에 운동을 많이 하던 사람은 상관없지만 그렇지 않은 경우 병원에서 건강운동관리사 등 전문가의 지도를 받기를 권한다. 만

약 이것이 여의치 않을 경우 팔굽혀펴기나 스쿼트squat[59]를 본인이 할 수 있는 만큼 시작해 서서히 늘려가는 것이 좋다. 한편 근력운동의 효과를 강화하고 부상을 방지하기 위해서는 근력운동 전후에 충분한 스트레칭을 해서 근육을 이완시켜야 한다.

이처럼 **당뇨병 환자가 운동 훈련을 하는 주목적은 몸의 신진대사를 촉진하는 것이다. 특히 근육에서의 지방산 대사를 활성화해 혈액 내 지방산 농도를 낮추고 지방산에 의한 혈관 손상을 막기 위해서지, 운동을 함으로써 혈당을 떨어뜨린다든지, 운동 훈련을 통해 혈당 조절을 하기 위해서가 아니다. 따라서 혈당을 떨어뜨리기 위해 과도한 운동을 하는 것은 피해야 한다.**

한편 인슐린이나 당뇨약을 쓰는 환자는 운동 중에나 운동 후에 나타날 수 있는 저혈당에 주의해야 한다.[60] 매일매일 식사나 운동의 양과 시간이 일정하면 이상적이겠지만, 실제로 그렇게 하는 경우는 거의 없다. 따라서 평소에 안 하던 운동을 할 경우에는 그날 아침에 맞는 인슐린 용량을 미리 조금 줄이거나, 운동 전에 음식을 더 먹어 저혈당이 나타나는 것을 예방해야 한다.

---

59  쪼그리고 앉았다 일어나는 운동.
60  운동을 하고 나면 근육 안에 저장된 글리코젠이 고갈되기 때문에 혈액 안에 있는 포도당을 다시 근육 안에 글리코젠으로 저장하게 되며, 이 때문에 운동할 때뿐만 아니라 운동을 하고 나서도 저혈당이 나타날 수 있다.

# 8. 인슐린 치료

당뇨병은 혈당이 높은 병으로 정의되지만, 병이 생기는 기전을 바탕으로 얘기한다면 몸에서 만들어내는 인슐린의 양이 절대적이거나 상대적으로 부족한 병이라 할 수 있다. 인슐린 저항성을 당뇨병의 일차적인 원인으로 보는 비만형 제2형 당뇨병의 경우에도, 늘어난 체중을 유지하기 위해 필요한 만큼 충분한 양의 인슐린을 못 만들기 때문에 생기는 병으로 이해할 수 있다. 이 경우 음식으로 섭취하는 식사량을 제한하지 않고 인슐린만 투여하면 살이 더 찌고, 이로 인해 동맥경화증 같은 병이 생길 위험이 있어 일차적인 치료법으로 권장되지는 않는다. 그렇지만 적절한 식사요법으로 체중 증가를 막을 수 있다면, 비만한 당뇨병 환자에게도 인슐린 치료가 여러 가지 대사 이상을 한꺼번에 해결할 수 있는 제일 좋은 치료법이 될 것이다.

인슐린 이외에 혈당을 낮출 수 있는 여러 약물이 개발되고 있으나 이들 각각의 약물이 당뇨병에 동반되는 합병증을 예방하는지는 아직 확실히 밝혀지지 않은 부분이 많다. 이에 반해 인슐린 치료에 의해서는 당뇨 합병증을 예방할 수 있음이 잘 확립되었다.

즉, 인슐린 치료는 약물 치료보다 약간 불편하기는 하지만 일반인들이 얘기하듯이 약물 치료에 실패했을 때 시행하는 최후의 치료법이 아니고, 모든 환자에게 우선적으로 고려할 수 있는 치료법이다.

## 8.1 인슐린에 대한 오해

그런데 우리나라 당뇨병 환자의 경우 인슐린 사용에 대한 거부감이 일반적으로 매우 심하다. 인슐린을 맞기 위해 환자 스스로 주사를 놓는 방법을 배워야 한다든지, 주사 용량을 조절하는 법을 배워야 하는 것 등이 부담스러울 수 있다. 그렇지만 최근에는 아주 가는 주삿바늘을 사용하기 때문에 주사 맞는 것 자체는 거의 아프지 않다. 그럼에도 불구하고 우리나라 당뇨병 환자의 상당수는 왜 인슐린 쓰는 것을 그렇게 싫어할까? 오랫동안 생각해본 바로는 다음과 같은 이유들 때문인 듯하다.

<u>인슐린은 한번 쓰게 되면 끊을 수 없다?</u>
<u>인슐린은 습관성이나 의존성을 초래하지 않는다.</u>

인슐린에 대한 잘못된 생각 중 제일 흔한 것이 인슐린은 한번 쓰면 끊을 수 없다는 것이다. 제1형 당뇨병 환자의 경우 체내 인슐린 생산 부족이 대부분 회복되지 않기 때문에 어떤 일이 있더라도 인슐린은 평생 꼭 맞아야 한다. 하지만 인슐린이 체내에서 일정량 이상 만들어지는 제2형 당뇨병 환자는 인슐린을 쓰다가 중단할 수도 있고, 중단해도 아무 상관이 없다. 실제로 많은 당뇨병 환자가 수술을 받아야 하거나 다른 전신 질환 치료 시 인슐린을

사용해 혈당을 조절하지만, 수술이 끝나거나 전신 질환이 좋아지면 인슐린을 중단한다.

　많은 사람이 인슐린이 마약이나 스테로이드처럼 습관성이 있다고 잘못 생각하고 있다. 마약이 습관성이라는 사실은 일반인도 잘 알고 있으니 설명을 생략하고 스테로이드에 대해서만 간단히 설명하겠다. 현대 의학에서 아직도 많이 사용하는 '기적의 명약'이 스테로이드다. 이것은 부신피질이라는 기관에서 나오는 호르몬인데, 여러 종류의 염증 반응을 억제하는 탁월한 효과를 가졌다. 이에 따라 류머티스 관절염이나 중증 기관지 천식 같은 병에서 다른 약으로 치료가 잘 안 될 경우 스테로이드를 자주 사용한다. 문제는 이 약의 염증 억제 효과가 너무 좋다 보니 일부 의료인들이 스테로이드 치료가 필요하지 않은 가벼운 질환에도 이 약을 남용해왔다는 점이다. 벌에 쏘였거나 갑자기 심한 두드러기가 났을 때 하루 이틀 스테로이드를 쓰는 것은 아무 문제가 없다. 그러나 오랫동안 상당량의 스테로이드를 쓰면 몸 안의 부신피질에서 만들어내는 스테로이드 양이 줄어든다. 예를 들어 감기나 퇴행성 관절염처럼 꼭 필요하지 않은 상태에서 증상의 호전만을 위해 이 약을 오래 쓰면, 체내 스테로이드 생산이 부족해지는 '의인성 쿠싱병iatrogenic Cushing's syndeome'이라는 병이 생겨 오랫동안 스테로이드에 의존하게 된다. 그리고 스테로이드를 오래 쓰면 당뇨병이나 골다공증 등 후유증이 생길 수 있다.

스테로이드나 인슐린 모두 몸에서 만드는 호르몬이기 때문에 의사 중에도 이와 같은 습관성 내지는 의존성이 인슐린에 의해서도 일어날 것이라는 우려를 하는 사람들이 있었다. 이에 따라 인슐린을 한번 쓰면 끊지 말라는 잘못된 충고를 했을 수도 있다. 그러나 많은 연구를 통해 인슐린은 스테로이드나 마약과 달리 습관성이나 의존성을 초래하지 않는다는 것이 확실하게 밝혀졌다. 즉, 먹는 약으로 혈당이 조절되지 않는 환자가 인슐린을 써서 혈당을 조절하다가 인슐린을 끊으면 인슐린을 쓰기 전 상태로 돌아가는 것이지, 인슐린을 써서 이전 상태보다 더 나빠지는 것은 절대로 아니다.

## 인슐린을 쓰는 제2형 당뇨병 환자가
## 안 쓰는 사람보다 당뇨병이 더 심한 것은 아니다.

인슐린을 거부하는 또 하나의 이유는 인슐린을 최후의 치료라고 생각하기 때문이다. 많은 의사가 제2형 당뇨병 환자를 진료할 때, 처음에는 생활 습관 관리나 먹는 약으로 혈당 조절을 시도하다가 잘 안 되면 인슐린을 권하기 때문에, 환자들 입장에서는 자신의 병이 나빠지는 것으로 받아들이는 것 같다. 그러나 당뇨병 환자에게 어떤 종류의 치료법이 필요한지는 그 환자의 병이 가벼운 상태인지 심한 상태인지와는 아무 상관이 없다. 제1형 당뇨병이 제2형 당뇨병보다 더 심하다고 얘기하는 것은, 인슐린을 쓰지 않았을 때 생기는 일이 더 심하다는 말이다. 즉, 인슐린을 잘 쓰고 있는 제1형 당뇨병 환자는 제2형 당뇨병 환자보다 질병의 상태가 더 심하지 않다.

이와 마찬가지로 제2형 당뇨병 환자 중에는 약을 쓰지 않아도 혈당이 많이 높지 않은 환자도 있고, 인슐린을 써야만 혈당이 조절되는 환자도 있다. 그렇지만 환자의 혈당이 얼마나 높은지, 특히 인슐린을 쓰는지 안 쓰는지, 얼마나 많은 양의 인슐린을 쓰는지 등은 환자의 상태를 판단하는 데 전연 중요하지 않다. 합병증 유무가 환자의 당뇨병 상태가 가벼운지, 심한지를 판단하는 유일한 지표다.

사람마다 당뇨병 약이나 인슐린에 대한 반응은 다양하다. 어떤 환자는 한 가지 당뇨병 약만 써도 혈당 조절이 잘되는 반면, 어떤 환자는 2~3가지 약을 같이 투여해도 혈당 조절이 만족스럽지 않을 수 있다. 특히 인슐린의 경우 개인에 따라 혈당 조절을 위해 필요한 양이 20단위 미만의 작은 용량부터 60단위 이상의 많은 용량까지 다양하다. 그렇기 때문에 단순히 인슐린을 써야 한다든지 인슐린 요구량이 많다는 것을 가지고 당뇨병이 심하다고 생각하면 안 된다. 실제로 약을 2가지 이상 사용하는 사람이 한 가지만 사용하는 사람보다 당뇨 합병증이 더 잘 생기는 것도 아니고, 인슐린을 쓰는 사람이 먹는 약을 쓰는 사람보다 합병증이 더 잘 생기는 것도 아니다. 물론 당뇨병 관리를 위해 약을 먹거나 인슐린을 맞는 일이 다소 불편할 수는 있으나, 건강에 좋다는 영양제나 건강 보조식품을 먹는 데는 아무런 거부감을 보이지 않는 환자들이 인슐린을 쓰는 것에는 많은 거부감을 보인다.

내 생각에는 이와 같은 반응의 심리학적 배경에는 인슐린을 쓰는 것 자체가 당뇨병과의 '전쟁'에서 자신이 지는 것이라는 잘못된 생각을 하는 데 있는 것 같다. 특히 인슐린을 쓰면 안 된다는 주위의 잘못된 인식과 같이 겹치면, 어떻게 해서든 인슐린을 쓰지 않고 당뇨병을 극복해야 하는데 그것을 못 하고 있기 때문에 자신이 잘못하는 것이라는 자책감으로 이어지게 되는 것 같다. 이 책의 첫 부분에 소개한 환자의 경우처럼, 먹는 약에 잘 반응하지 않는 환자가 인슐린의 도움 없이 혈당을 낮출 방법은 먹는 음식을 줄이고 심한 운동을 하는 수밖에 없다. 그러다 보니 과다한 음식 제한으로 영양실조를 초래하거나 무리한 운동을 하다 다치는 경우가 생기는 것이다.

결론적으로 인슐린이나 당뇨병 약을 쓰는 것은 당뇨병과의 전쟁에서 패배하는 것이 아니다. 우리가 싸워야 할 적은 당뇨 합병증이며, 인슐린이나 먹는 약은 합병증과의 전쟁에서 우리를 도와주는 친구이자 동지다.

## 인슐린은 동맥경화증을 초래하지 않는다.

인슐린에 대한 또 다른 오해는 인슐린을 사용하면 동맥경화증이 생긴다는 것이다. 아주 오래된 얘기인데, 미국의 어느 학자가 개의 한쪽 다리에 인슐린을 1개월 정도 계속 주입했더니 동맥경화증이 생겼다고 보고한 적이 있다. 다른 쪽 다리에는 같은 양의 생리식염수를 계속 주입했지만 동맥경화증이 생기지 않았다고 했다. 재미있는 실험으로 많은 사람의 흥미를 끌었지만, 이 실험 결과는 다른 학자들에 의해 재현되지 않았다. 그러던 중 동맥경화증 환자의 혈액에서 인슐린 농도가 증가된 것을 발견했다. 당뇨병 환자도 혈액 내 인슐린 농도가 증가된 경우가 있는데, 일반적으로 이것은 비만한 사람에게서 인슐린 저항성을 극복하기 위해 췌장 베타세포에서 인슐린을 많이 만들었기 때문으로 생각한다. 사실은 이렇게 인슐린을 많이 만드는데도 불구하고 혈당이 올라가 있기 때문에 인슐린 생산이 상대적으로는 아직 부족한 상태다.

그런데 일부 의사들이 이와 같은 현상을 잘못 이해했다.[61] 아직도 인슐린을 쓰면 동맥경화증이 더 생긴다고 주장하는 의사들이 있는데, 사실은 이와는 반대다.[62][63][64] 앞에서 혈관 합병증을 일으

---

61  Stout RW. The role of insulin in atherosclerosis in diabetics and nondiabetics: a review. *Diabetes*. 1981;30(Suppl 2):54-57.

62  Kuboki K, Jiang ZY, Takahara N, et al. Regulation of endothelial constitutive nitric oxide synthase gene expression in endothelial cells and in vivo: a specific vascular action of insulin. *Circulation*. 2000;101(6):676-681.

키는 원인으로 인슐린 부족과 지방산에 대해 설명했는데, 동맥경화증 발생에도 이것이 적용된다. 혈관 세포의 인슐린 부족이 문제인지, 인슐린 작용의 저하(인슐린 저항성)가 문제인지를 놓고 학자들 간에 아직 합의가 이루어지지 않았다. 하지만 인슐린 저항성도 충분한 인슐린을 쓰면 극복되기 때문에, 인슐린을 쓰거나 약물을 이용해 인슐린 작용을 좋게 하면 동맥경화증도 좋아질 것이다.

다만 인슐린을 쓰면서 음식 조절을 하지 않으면 뚱뚱해지는데, 이 경우는 문제가 다르다. 비만 자체가 동맥경화증 발생을 증가시킨다. 비만 상태에서 동맥경화증 발생이 증가하는 이유는 아직 정확히 밝혀지지 않았지만, 증가된 체지방에서 분비되는 지방산이나 제3부에서 다시 설명할 PAI-1 같은 물질의 증가가 중요한 원인기전으로 작용할 것으로 본다. 인슐린 저항성의 원인으로 최근 주목받고 있는 염증 반응이 비만에 의한 인슐린 저항성과 동맥경화증의 공통적 원인기전으로 작용할 수도 있다.

결론적으로 인슐린 자체는 동맥경화증을 초래하지 않는다. 다만 인슐린을 쓰면서 체중이 과다하게 늘면 그로 인해 동맥경화증이 더 생길 수 있기 때문에 적절한 식사 제한과 운동을 통해 체중이 늘지 않도록 주의해야 한다.

63  Kim JA, Montagnani M, Koh KK, Quon MJ. Reciprocal relationships between insulin resistance and endothelial dysfunction: molecular and pathophysiological mechanisms. *Circulation*. 2006;113(15):1888-1904.
64  Rask-Madsen C, Li Q, Freund B, et al. Loss of insulin signaling in vascular endothelial cells accelerates atherosclerosis in apolipoprotein E null mice. *Cell Metab*. 2010;11(5):379-389.

## 8.2 인슐린 치료의 단점: 저혈당

그렇다면 인슐린 치료는 무조건 당뇨병 치료에 도움이 되는 것일까? 그렇지는 않다. 인슐린 치료의 단점은 크게 2가지인데, 한 가지는 체중 증가이고 나머지 한 가지는 저혈당이다.

앞에서 설명했듯이 인슐린은 혈당을 낮추는 작용 이외에 체지방을 유지하고 증가시키는 작용을 한다. 인슐린은 먹은 음식을 몸 안에 저장하는 동화작용anabolism을 관장하는 호르몬이기 때문에, 혈당을 낮추는 작용보다 체지방을 유지하는 작용이 더 중요할 수도 있다. 어쨌든 식사 제한을 하지 않고 인슐린을 많이 쓰면 체중이 늘 수 있기 때문에, 특히 비만형 제2형 당뇨병 환자에게 인슐린 치료를 고려할 때는 이 문제를 심각하게 생각해봐야 한다. 앞에서 자세히 설명했기 때문에 여기에서는 더 이상의 설명을 생략한다.

### 일반적인 저혈당(초기 저혈당)

제일 잘 알려진 인슐린 치료법의 부작용은 저혈당이다. 정상인에서 저혈당은 혈당이 45mg/dL 이하로 떨어지는 상태를 얘기하는데, 당뇨병 환자에서는 혈당이 그보다 높아도 증상이 나타날 수 있다. 저혈당 초기에는 심하게 배가 고프거나, 가슴이 두근거리거나, 식은땀이 나거나, 손이 떨리는 증상 등이 나타날 수 있는데, 이와 같은 증상은 피 안의 포도당량이 줄어들고 있다는 것을 뇌에 알림으로써 혈당이 더 떨어지기 전에 음식을 섭취하라는 경고 신호다. 휘발유가 부족하면 자동차 계기판에 노란 경고등이 켜지는 것과 같은 상태인데, 운전해본 독자들은 알겠지만, 경고등이 켜지고도 몇십 킬로미터 정도는 자동차가 문제없이 달린다. 이 증상을 느끼면 대부분의 환자가 본능적으로 단 음식을 찾게 되고, 음식을 먹으면 혈당이 바로 올라가기 때문에 주위에 먹을 음식만 있다면 당장 크게 위험한 상태는 아니다.

문제는 주위에 음식이 없을 때다. 초기 저혈당 증상이 나타나는 상태에서도 계속 음식 섭취를 못 하면, 좀 더 심각한 저혈당 증상이 나타나 의식이 혼미해지거나 혼수상태에 빠질 수도 있고 발작을 할 수도 있다. 얼마 전 버스 기사가 저혈당 때문에 사고를 냈다는 기사가 나온 적이 있는데, 이것이 이런 경우다. 따라서 인슐린이나 혈당을 저혈당 범위까지 떨어뜨리는 먹는 약을 복용하는 환자는 자기 몸 가까운 곳에 혈당을 바로 올릴 수 있는 과자나 초콜릿을 가지고 다녀야 한다. 특히 운동이나 운전을 할 경우 저혈당 증상이 나타나면 바로 단 음식을 섭취해야 한다. 적절히 대응만 한다면 저혈당 증상은 대부분 별로 걱정하지 않아도 되고, 어떤 면에서는 가끔씩 가벼운 저혈당 증상을 느끼는 상태가 오히려 인슐린이나 약물의 용량이 적절하다는 것을 의미하기도 한다. 다만 현재는 별로 위험하지 않은 상태지만, 이를 무시하면 정말로 위험한 상태에 빠질 수 있기 때문에 우리 몸 안에서 빨리 조치를 취하라는 강력한 신호를 보내는 것이다. 그런데 일부 당뇨병 환자들은 이 신호(증상) 자체를 심각하게 받아들인다. 특히 인슐린이나 먹는 약을 투여한 후 처음으로 저혈당 증상을 겪은 당뇨병 환자들은 이 증상에 겁을 먹고 치료를 거부하는 경우도 종종 있다. 따라서 의사나 당뇨병 교육자들의 역할이 중요하다. 처음 당뇨병 진단을 받은 환자나, 인슐린이나 먹는 약을 처음 쓰게 되는 환자에게 저혈당의 증상과 이에 대처하는 방법을 충분히 알리고, 적절한 대응만 잘한다면 저혈당 자체는 그렇게 위험하지 않다는 것을 잘 이해시켜야 한다.

증례 5.

제1형 당뇨병을 25년째 앓고 있는 38세 여자 환자가 반복되는 저혈당 혼수 때문에 응급실을 방문했다. 그동안 이 환자는 하루에 두 번 믹스형 인슐린을 쓰는 치료를 받았는데, 혈당 조절 상태가 썩 만족스럽지 않았고, 다니던 병원에서 당뇨병 관련 합병증이 있다는 얘기를 들었다고 했다. 6개월 전 주위의 권유로 인슐린 펌프 치료를 시작했고, 매 식전과 자기 전에 혈당을 측정하면서 인슐린 용량을 조절해 당화혈색소가 6.5%로 만족스러운 혈당 상태에 이를 수 있었다. 그러나 2개월 전 어느 날 아침 깨어나지 못한 상태로 가족들에게 발견되었고, 119 구급대를 이용해 병원 응급실에 가서 저혈당 혼수라는 얘기를 들었으며 치료 후 바로 호전되었다고 했다. 병원에서 인슐린 용량을 좀 줄이라는 얘기를 들었고, 이후 특별한 일 없이 지냈는데 내원 당일 아침 다시 혼수상태로 발견돼 응급실을 방문했고, 포도당 투여 후 호전된 상태로 내분비내과 외래로 의뢰되었다. 저혈당을 못 느끼는 상태이기 때문에 혈당을 너무 낮은 상태로 유지하려고 해서는 안 된다는 설명을 했고, 보호자들에게 다음에도 같은 일이 생기면 병원에 오기 전에 글루카곤 주사를 사용하라고 가르치고 주사를 처방해주었다.

그렇지만 저혈당 중에는 위의 증례처럼 심각한 경우도 있다. 앞에서 얘기한 의식 혼미, 혼수, 발작 등이 그것인데, 이와 같은 증상을 보통 '신경계 저혈당 증상neuroglycopenic hypoglycemic symptom' 이라고 부른다. 우리 뇌는 평상시에 포도당 이외의 영양소를 쓰지 않기 때문에 혈액 내 포도당에 민감하다. 당연한 얘기지만 우리 몸에서 제일 중요한 기관을 하나만 꼽으라면 뇌다. 소위 우리 몸의 VIP인 것이다. 따라서 뇌에 위협이 되는 저혈당이 나타나면 우리 몸의 자율신경계가 활성화되면서 부신수질adrenal medulla 이라는 장기에서 에피네프린epinephrine이라는 호르몬이 나온다. 이를 통해 저혈당을 막으려는 반응이 나타나는데, 이것이 심하게 배가 고프거나, 기운이 없고, 가슴이 두근거리거나, 식은땀이 나거나, 손이 떨리는 등의 초기 저혈당 증상이다. 그런데 드문 경우이기는 하지만 이와 같은 초기 저혈당 증상이 잘 나타나지 않는 환자도 있다. 국가로 치면 VIP에 대한 경호 시스템이 망가진 것이다.

저혈당이 생기면 배가 고픈 증상이 나타나고 음식을 먹어 이를 해소해야 하는데, 배고픈 증상이 나타나지 않으면 그야말로 위험한 상태가 된다. 이런 환자는 특히 자다가 저혈당이 나타나면 아침에 혼수상태로 발견될 수 있고, 발견이 늦어질 경우 식물인간이 될 수도 있다. 이와 같은 상태를 저혈당 무감각증hypoglycemia unawareness이라고 부른다.

인슐린이나 먹는 혈당강하제를 투여하는 환자가 혼수상태라면 응급 상황이다. 저혈당이 의식이 있는 사람에게 나타나면 단 음식을 먹게 하면 된다. 하지만 의식이 없는 상태인 환자의 입을 통해 단 음식을 잘못 투여하면 식도가 아닌 기도로 음식이 들어가 폐렴이 생길 수 있으므로 시도하면 안 된다. 결국 병원 응급실로 옮겨 정맥으로 포도당을 주사해야 한다. 심폐정지나 이로 인한 저산소증의 경우 몇 분을 다투는 것에 비하면 비교적 시간적 여유가 있지만, 늦어지면 늦어질수록 심각한 뇌 손상이 올 가능성이 높아진다.

이와 같은 환자를 진료하는 의사는 혈당 조절 목표를 많이 올려 줘야 한다. 설사 철저한 혈당 조절을 통해 당뇨병의 미세혈관 합병증을 예방할 수 있다 하더라도 그것은 최소한 몇 년 후에 기대되는 효과인 데 반해, 저혈당을 느끼지 못하는 경우 심각한 후유증을 바로 일으킬 수 있기 때문에 저혈당이 나타나게 하면 안 된다. 또한 저혈당 혼수를 발견해 응급실로 옮기는 동안 '글루카곤'이라는 인슐린에 반대되는 호르몬 주사를 처방해 응급 상황에 대처하도록 환자의 가족을 교육시켜야 한다. 글루카곤 주사는 1cc 인슐린 주사기에 넣어 피하, 근육, 정맥 등 아무 곳에나 주사하면 된다. 대개 주사 후 몇 분 안에 저혈당에서 회복되므로 정신이 들면 필요에 따라 단 음식을 더 먹게 한다.

한편 초기 저혈당 증상과 다른 신경계 저혈당 증상 중에도 초기 증상이 있으니 알아두면 도움이 된다. 당뇨병의 합병증이 나타나는 장기 중 중추신경계에 포함되는 장기가 있다. 바로 눈의 망막이다. 초기 저혈당에 반응하는 자율신경계나 부신피질의 에피네프린 시스템이 망가지더라도 중추신경계는 저혈당에 반응한다. 따라서 배고픔 등의 증상을 느끼지 못하는 환자의 경우 눈이 갑자기 흐릿하게 보일 때는 저혈당이 나타난다고 생각하고 설탕이나 과자를 먹도록 교육해야 한다.

저혈당 무감각증의 원인에는 당뇨병성 신경병증 중 하나인 자율신경병증autonomice neuropathy과 앞 증례의 환자처럼 혈당 조절이 너무 잘되는 당뇨병 환자가 포함된다. 저혈당 상태에서 자율신경계를 흥분시키기 위해서는 뇌가 저혈당을 인지해야 하는데, 이때는 혈당의 절대적인 수치 외에 혈당이 떨어지는 속도도 중요한 역할을 한다. 즉, 평소에 혈당 조절이 너무 잘되는 환자는 정상인에게 보통 초기 저혈당 증상이 나타나는 혈당 수치인 45mg/dL 이하, 예를 들어 30mg/dL에서도 이를 저혈당이라고 인지를 못 하다가 혼수나 발작 등 심각한 신경계 저혈당 증상이 나타날 수 있다. 앞에서 설명한 대로 이 환자들은 혈당 조절 목표를 높게 잡아야 한다.

이와는 반대로 혈당이 잘 조절되지 않는 환자에게는 초기 저혈당 증상이 잘 나타난다. 평소에 혈당이 잘 조절되지 않던 당뇨병 환자는 정상인의 저혈당 기준 수치(45mg/dL 이하)보다 더 높은 혈당, 예를 들어 100mg/dL 이상에서도 초기 저혈당 증상이 자주 나타난다. 초기 저혈당 증상이 나타나는 것은 절대적인 혈당 수치보다는 혈당이 얼마나 빠른 속도로 떨어지느냐에 달린 것 같다. 조금 전문적인 얘기지만, 조직에 포도당이 들어가기 위해서는 인슐린이 필요한데 뇌의 경우 인슐린이 없더라도 포도당이 들어간다. 그렇다고 혈당이 높을 때 무턱대고 많은 양의 포도당이 뇌 안으로 들어가면 안 되기 때문에 혈당이 높은 상태에서는 포도당을 뇌로 유입하는 역할을 하는 단백질의 양이 줄어든다. 즉, 혈당이 100mg/dL인 사람에 비해 300mg/dL인 사람은 단위 혈당당 뇌로 유입되는 양이 1/3로 줄어든다. 이 상태에서 갑자기 혈당을 100mg/dL로 줄이면 정상인의 혈당이 30mg/dL일 때의 뇌 유입량만큼 뇌로 들어가는 포도당량이 줄어들고, 이를 저혈당으로 인지해 자율신경계를 통한 초기 저혈당 증상이 나타나는 것이다.

앞에서 망막병증이 어느 정도 진행되어 망막에 있는 작은 혈관이 막힌 환자에게는 급격한 혈당 감소가 오히려 스트레스로 작용해 증식성 망막병증 발생을 촉진한다고 설명했다. 비증식성 망막병증이 증식성 망막병증으로 진행되게 하는 위험 요인 중 미세혈관 폐색에 의한 저산소증hypoxia이 제일 중요한 것으로 알려져 있다. 그런데 저혈당 역시 세포 내에서 에너지 부족을 일으키기 때문에 어느 정도 미세혈관 폐색이 진행된 망막에서는 저혈당이 스트레스로 작용할 수 있다. 특히 평소에 혈당 조절이 잘 안 되던 환자가 갑자기 혈당 조절을 너무 잘하게 되면 망막세포에는 에너지 부족이 야기될 수 있는 것이다.

따라서 너무 욕심을 내서 한꺼번에 혈당을 줄이면 오히려 증식성 망막병증의 발생을 증가시키기 때문에 위험할 수 있다는 것을 꼭 기억해야 한다. 궁극적으로는 혈당을 정상 범위까지 떨어뜨리더라도, 2~3개월 안에 목표 혈당까지 떨어뜨리는 것보다는 1년 정도를 목표로 정해 처음에는 어느 정도 높은 혈당을 목표로 치료하고, 단계적으로 더 떨어뜨려야 한다.

그렇다면 저혈당 수준으로 혈당이 낮지는 않으나 위의 경우처럼 갑자기 혈당을 조절해서 나타나는 저혈당 증상은 괜찮은 것일까? 앞에서 나는 저혈당 자체가 위험한 것은 아니라고 얘기했다. 하지만 이 정도의 가벼운 저혈당도 장기적으로는 자주 나타나지 않게 해야 한다. 진짜 저혈당이든 혈당이 잘 조절되지 않는 환자에게서 나타나는 초기 저혈당 증상이든, 저혈당 증상이 나타난다는 것은 중추신경계에 포도당량이 부족함을 의미한다. 망막세포도 중추신경계에 포함되므로 이와 같은 상태가 스트레스로 작용할

수 있다. 뿐만 아니라 저혈당 증상이 나타나는 상태는 교감신경
계가 활성화됨을 의미한다. 이 경우에는 지방조직에서 지방 분해
가 증가해 혈액 내 유리지방산이 증가하기 때문에 이것이 합병증
발생을 촉진할 수 있다.

## 8.3 병형에 따른 인슐린 치료

### 제1형 당뇨병에서의 인슐린 치료

제1형 당뇨병은 몸에서 인슐린이 생산되지 않아서 나타나는 병이다. 따라서 부족한 만큼의 인슐린을 보충해주는 것이 절대적으로 중요하다. 몸에서 인슐린이 전혀 생산되지 않는 환자의 경우 하루나 이틀만 인슐린을 맞지 않아도 당뇨병성 케톤산혈증diabetic ketoacidosis; DKA이라는 심각한 병이 생길 수 있다. 이 상태가 되면 혈액이 산성으로 변해 자칫 사망할 수 있기 때문에 제1형 당뇨병 환자는 어떤 일이 있더라도 인슐린은 매일 맞아야 한다. 예를 들어 입맛이 없어 음식 섭취를 못 할 경우에도 인슐린은 맞아야 한다. 인슐린을 맞고 저혈당이 오는 것이 겁이 나면 평소 맞던 양의 반 정도라도 맞은 다음 단 음식을 먹거나 정맥 주사로 포도당을 공급해 저혈당을 예방할 수 있지만, 절대로 인슐린을 중단하면 안 된다.

제1형 당뇨병이지만 몸에서 인슐린이 어느 정도 생산되는 경우에도 모자라는 만큼의 인슐린을 보충한다는 생각으로 인슐린을 맞는 것이 좋다. 특히 심리적으로 예민한 청소년기에 발병한 환자의 경우 어떻게든 인슐린 사용량을 줄이기 위해 음식을 적게 먹는 경우를 자주 보는데, 이는 매우 잘못된 방법이다. 충분한 음식을 섭취하고 이 음식이 몸 안에서 이용되도록 부족한 인슐린을 충분히 보충해주어야 한다.

한편 인슐린을 맞다 보면 저혈당 혼수 등 예기치 않은 상황이 생길 수 있다. 그래서 자신이 인슐린을 맞고 있다는 사실을 주위 사람들에게 알려야 하는데, 특히 청소년기 환자들은 설득하기가 매우 어렵다. 하지만 최소한 가까운 친구 한두 명이나 담임선생님, 양호선생님 등은 상황을 알고 있어야 한다. 몇 년 전에 미국의 한 골프 선수가 인슐린 펌프를 차고 시합하는 모습을 텔레비전에서 본 적이 있다. 또한 내가 아는 미국의 한 유명한 당뇨병 학자는 자기가 당뇨병으로 인슐린을 맞는다는 사실을 자랑스럽게 밝힌다. 우리나라도 당뇨병이나 인슐린에 대한 잘못된 인식을 하루 빨리 고쳐야 한다.

인슐린을 투여하는 방법은 하루에 한 번 또는 두 번, 서너 번 주사하는 방법, 인슐린 펌프를 써서 지속적으로 인슐린이 들어가게 하는 방법 등 다양하다. 당연한 얘기지만, 자가 혈당 검사를 동반한다면 자주 인슐린을 맞는 경우가 그렇지 않은 경우보다 혈당 조절을 하기가 더 쉽다.

제1형 당뇨병에서 인슐린 펌프나 하루에 세 번 이상 인슐린을 투여하는 '적극적 인슐린 치료법'을 시행하면 당뇨 합병증 발생을 반 정도 억제할 수 있다는 DCCT 임상 연구가 1993년에 발표되었다. 따라서 제1형 당뇨병의 경우 적극적 인슐린 치료법을 통한 철저한 혈당 조절이 당뇨 합병증 발생을 억제할 수 있는 최선의 방법이라는 점은 의심의 여지가 없어 보인다. 그러나 인슐린 펌프를 사용하면 당뇨병이 완치된다는 식의 주장을 하는 일부 의사들이 있는데 이것은 말도 안 되게 잘못된 주장이다. 정상인의 경우 먹은 음식에 의해 혈당이 올라가면 이에 맞춰 췌장 베타세포에서 그때그때 인슐린이 조절되어 분비되는데, 인슐린 펌프가 이렇게 하려면 지속적으로 혈당을 재는 기능이 같이 있고, 이를 바탕으로 자동으로 인슐린 주입량이 조절되어야 한다. 실제로 이와 같은 '인공췌장'을 개발하려는 시도가 오래전부터 있었으나, 불행히도 아직까지는 실용화 단계에 이르지 못했다(제3부 참조). DCCT 연구에서도 적극적 혈당 조절을 하기 위해서는 하루에 네 번 이상 자가 혈당 검사가 필요하다고 강조했다. 따라서 하루에 서너 번 이상 자가 혈당 검사를 하지 않는다면, 하루에 두 번 혈당을 재고 하루에 두 번 인슐린을 투여하는 전통적 인슐린 치료법보다 인슐린 펌프가 좋은 이유는 아무것도 없다.

인슐린은 혈당을 감소시키는 기능 외에 살이 찌게 하는 기능도 한다. 음식을 적절히 조절하지 않고 인슐린만 많이 맞으면 살이 찌고, 이에 따라 동맥경화증 등 비만 관련 질환의 발생이 증가한다. 그러나 이와 반대로 인슐린 용량을 줄이기 위해 음식 섭취량을 줄이는 것은 더 나쁘다. 특히 제1형 당뇨병이 많이 발생하는 소아기나 청소년기에는 정상적인 발육을 위해 충분한 영양소 공급은 필수다. 즉, 인슐린 치료와 충분한 영양소 공급, 적절한 운동이 동반되어야 한다.

## 제2형 당뇨병에서의 인슐린 치료

제1형 당뇨병과 달리 제2형 당뇨병의 경우 인슐린을 사용하지 않더라도 당장 심각한 문제는 발생하지 않는다.

제2형 당뇨병 치료에서 가장 중요한 것은 적절한 식사 조절이나 운동과 같은 생활 습관의 관리다. 생활 습관 관리만으로 혈당 조절이 충분히 이루어지지 않을 때 먹는 약이나 인슐린의 도움을 받는다. 앞에서 자세히 설명한 바와 같이 먹는 약만 가지고 충분히 혈당 조절이 되지 않는 제2형 당뇨병 환자에게 인슐린 치료는 당뇨 합병증과의 전쟁에서 큰 도움이 되는 친구이자 동지다.

그런데 인슐린을 맞는 제2형 당뇨병 환자가 흔히 범하는 잘못에는 다음 증례와 같은 경우도 있다. 혈당 조절을 잘하기 위한 기본이 규칙적인 식사와 운동 같은 생활 습관의 조절인데 이를 등한시하고 인슐린만 맞는 경우 오히려 혈당 조절이 어려워질 수 있다. 특히 자가 혈당 검사를 수시로 해서 혈당이 높을 때마다 인슐린을 더 맞든지, 안 하던 운동을 더 하게 되면 저혈당이 나타날 수 있고, 이에 따라 혈당 조절이 널뛰기를 하게 된다.

증례 6.

50세 여자 환자가 반복되는 저혈당 때문에 외래로 방문했다. 3년 전 제2형 당뇨병 진단을 받은 후 혈당강하제를 투여했으나 혈당이 잘 조절되지 않았고, 의사의 권유로 6개월 전부터 인슐린 치료를 시작했다고 했다. 그러나 인슐린 치료 후에도 혈당이 잘 조절되지 않았으며 체중만 6kg 늘었다고 했다. 그뿐만 아니라 자주 저혈당 증상이 나타났고, 그때마다 초콜릿이나 사탕을 먹는다고 했다. 식사는 하루 세 끼 규칙적으로 하나 혈당이 높을 것 같으면 운동을 했고, 운동을 하면 저혈당이 자주 나타난다고 했다. 그뿐만 아니라 하루에도 몇 번씩 혈당 검사를 해서 높게 나오면 그때마다 인슐린을 조금씩 더 투여한다고 했다. 나는 인슐린 투여와 혈당 검사는 하루에 한 번, 아침 식전에만 하고 그때그때 잰 혈당이 높다고 해서 인슐린을 더 맞으면 안 되며, 규칙적인 생활 습관(식사 및 운동)이 당뇨병 치료의 기본임을 다시 설명했다. 또한 운동을 매일 같은 시간에 못 할 경우 운동하는 날은 인슐린을 줄여 맞으라고 했다. 3개월 후 다시 만났을 때 혈당 조절 상태는 많이 호전되었고, 그간 저혈당 증상도 나타나지 않았다고 했다.

## 8.4 인슐린 치료의 실제

지금부터는 하루에 맞는 인슐린의 횟수에 따라 어떤 식으로 혈당을 조절하는지를 설명하고자 한다. 몸에서 인슐린 분비가 완전히 소실되는 제1형 당뇨병의 경우 글루카곤 분비가 증가해 하루에 한 번 인슐린을 맞아서는 혈당 조절이 충분히 안 되는 경우가 종종 있다. 이 경우 하루 두 번이나 세 번 이상 인슐린을 투여해야만 혈당 조절이 충분히 되기도 한다. 그러나 제2형 당뇨병의 경우 하루에 한 번 또는 두 번 인슐린을 투여하면서 규칙적인 식사/운동 요법을 병행한다면 대부분의 경우 충분한 혈당 조절을 할 수 있다.

### 하루에 한 번 인슐린 맞기

오랫동안 제일 많이 사용해온 인슐린은 NPH 인슐린으로, 아침 식사 전에 피부 아래(피하)에 주사하면 천천히 효과가 나타나기 시작해 10시간 정도(오후 4~5시)에 가장 강한 효과가 나타나고, 24시간 정도 효과가 지속된다. 이 인슐린을 쓰면 정상인의 인슐린 분비와 완전히 일치하지는 않지만, 어느 정도는 비슷한 효과를 낸다. 그런데 사람마다 NPH 인슐린 주사에 대한 혈당 반응이 다양하게 나타난다. 어떤 사람은 인슐린 주사 효과가 24시간 동안 지속되지 않고(빠른 반응), 어떤 사람은 효과는 24시간 잘 지속되나 인슐린 주사를 맞고 처음 몇 시간 동안은 효과가 잘 나타나지 않는 (느린 반응) 경우가 있다. 반응이 빠른 경우 아침 7시 정도에 주사를 맞으면 오전 11시경에 저혈당이 잘 나타나는 반면, 다음 날 아침 7시 혈당은 높게 나타난다. 반면에 느린 반응의 경우 주로 아침 식사 이후의 혈당이 높게 나타난다.

근래 들어 특히 느린 반응을 보이는 환자를 위해 효과가 빠른 인슐린을 NPH 인슐린과 섞은 여러 종류의 믹스형 인슐린mixed insulin이 나오고 있는데, 자기 당뇨병에 어떤 형의 인슐린이 적당한지에 대해서는 주치의와 상의하는 것이 좋다.

하루에 한 번 인슐린을 맞는 환자의 경우 일반적으로 하루 한 번, 아침 식전에 자가 혈당 검사를 하라고 권장한다. 전통적으로 병원에서 식전 혈당과 식후 2시간 혈당을 검사해왔고, 일부 연구에서 식후 혈당이 높은 경우 식전 혈당이 높은 경우보다 동맥경화증이 잘 생긴다는 주장을 하는 바람에[65][66] 자가 혈당 검사도 식전, 식후에 해야 한다고 생각하는 경우가 있다. 그러나 굳이 그렇게까지 할 필요는 없다. 위에서 설명한 대로 NPH 인슐린에 대해 느린 반응을 보이는 환자들의 경우 자기에게 맞는 믹스형 인슐린의 종류나 용량을 찾을 때까지 식후 혈당을 측정하는 것이 도움이 될 것이나,

65  Di Filippo C, Verza M, Coppola L, Rossi F, D'Amico M, Marfella R. Insulin resistance and postprandial hyperglycemia the bad companions in natural history of diabetes: effects on health of vascular tree. *Curr Diabetes Rev.* 2007;3(4):268-273.
66  사실 이 연구들의 근거는 확실하지 않다.

다른 경우에는 아침 식전 혈당을 한 번 재는 것만으로도 충분하다.

아침 혈당의 목표치는 환자의 상태에 따라 다르다. 나이가 젊고 다른 건강 상태가 좋은 환자는 70~120mg/dL 정도를 목표로 삼고, 나이가 많거나 심장병 등 다른 질환이 있는 경우, 당뇨병에 의한 자율신경병증이나 망막병증 등 당뇨병의 합병증이 있는 경우에는 그보다 높은 수치를 목표치로 잡아 저혈당에 빠지지 않게 한다. 한편 개개인의 환자가 가지고 있는 자가 혈당 측정기의 경우 오류가 나타날 수 있다. 따라서 주기적으로 병원에 가서 혈당 검사를 하는 경우 그때마다 자신의 혈당 측정기를 가지고 가서 병원 검사 수치와 비교해야 한다. 보통 20~30mg/dlL 정도 차이가 나므로 그 차이를 매일 자가 혈당 검사치를 해석하는 데 이용하면 되지만, 그 차이가 너무 크거나 특히 병원의 검사 수치보다 기계의 측정치가 더 높게 나올 때는 기계를 새로 바꾸어야 한다. 저혈당이 나타나는 것을 놓칠 수 있기 때문이다.

아침 식전 혈당을 결정하는 제일 중요한 요인이 전날 저녁에 무엇을 먹었느냐이다. 그러므로 저녁 식사를 충분히 하고 간식은 먹지 말아야 한다. 이 상태에서 아침 식전 자가 혈당 검사를 실시하면서 현재 투여하고 있는 인슐린 용량이 적절한지를 판단하게 된다. 환자마다 차이는 있지만, 보통 하루 20단위 정도의 NPH 인슐린을 시작 용량으로 정한다.[67] 이후 3일간은 그 용량을 유지한 후 목표 혈당에 다다르지 않으면 4~5단위 정도 인슐린 용량을 올리고, 다시 3일 동안 기다렸다가 인슐린 용량 올리기를 반복해 나간다. 그러다 목표 혈당에 도달하면 그 용량을 그대로 유지하고, 목표 혈당보다 더 낮거나 저혈당 증상이 나타나면 그다음 날 바로 4~5단위를 줄여서 투여한다. 서울에서 영동고속도로를 타고 강릉으로 가다 보면 완만한 경사를 타고 올라가다 대관령을 지나면서 급하게 내려가는 것을 상상하면 된다.

다시 설명하자면, 어떤 용량의 인슐린이 제대로 작용하기 위해서는 최소한 며칠은 기다려야 한다는 얘기다. 이에 반해 이미 몸에 필요한 충분한 양의 인슐린을 투여한 경우에는 이차적인 인슐린 저항성은 해소된 상태이기 때문에 더 이상 저혈당 증상이 나타나지 않도록 인슐린 양을 바로 줄여야 한다.

내 경험에 따르면, **자가 혈당 검사를 하는 환자들이 흔히 잘못하는 방법은, 증례 6의 환자처럼 식전 혈당을 재서 자기의 혈당 조절 목표보다 높게 나오면 인슐린을 조금 더 맞고, 낮게 나오거나 저혈당 증상이 나오면 인슐린 용량을 줄이거나 아예 안 맞는 것이다.** 식사나 운동 등 생활이 불규칙한 환자의 아침 공복 혈당은 매일매일 매우 다르게 나온다. 특히 전날 저녁에 무엇을 먹었는지, 운동을 어느 정도 했는지에 따라 달라진다. 어제의 생활과 오늘

---

67  필요한 인슐린 용량은 몸무게와 관계가 있기 때문에 뚱뚱한 사람은 25단위 정도에서, 마른 사람이나 신장이 안 좋은 사람은 20단위보다 더 낮은 용량에서 시작한다.

의 생활이 다른데 어제의 생활로 오늘의 인슐린 용량을 정하는 것은 잘못된 일이다. 전날 저녁에 평소보다 무언가를 많이 먹어 다음 날 아침 혈당이 높게 나왔다면, 환자 수첩에 그것을 기록하고 무시하면 된다. 다만 오늘 낮에 안 하던 운동을 할 예정이라면 인슐린 양을 줄여서 맞을 수 있고, 저녁에 평소 안 하던 외식이나 과식을 할 예정이라면 미리 예측을 해서 아침 인슐린 용량을 약간 올리거나 저녁 식사 후에 약간의 인슐린을 더 맞는 것은 상관없다. 하지만 이것보다는 매일 일정한 식사를 하고 같은 양의 인슐린을 쓰는 것이 더 낫다. 더구나 새벽에 저혈당이 나타났다고 그날 맞을 인슐린을 아예 안 맞는다면, 그야말로 소 잃고 외양간 고치는 일을 하는 것이다.

## 하루에 두 번 인슐린 맞기

NPH 인슐린을 맞는 환자의 아침 식전 혈당이 치료 목표보다 계속 높게 나오고, 오전 중에 저혈당 증상이 자주 나타나는 경우가 있다. 이는 아침 식사량이 너무 적거나, 아침 활동량이 너무 많거나, 저녁때 먹은 음식, 특히 저녁 식사 후에 간식을 너무 많이 먹은 것 등이 원인일 수 있다. 일단 이와 같은 원인을 찾아 이를 교정하는 것이 먼저지만, 때로는 NPH 인슐린 주사에 대한 반응이 너무 빨라서일 수도 있다. 이 경우 NPH 인슐린을 아침 식전과 저녁 식전, 두 번으로 나누어 맞는 방법으로 해결할 수 있다.

몸 안에서 인슐린이 거의 나오지 않는 제1형 당뇨병의 경우에는 인슐린 펌프나 하루에 세 번 이상 인슐린을 투입하는 적극적 인슐린 치료법이 가장 좋다. 그러나 이와 같은 적극적 인슐린 치료법을 성공적으로 수행하기 위해서는 최소한 하루에 네 번 이상 자가 혈당 검사를 해야 하고, 자가 혈당 수치를 갖고 식사량이나 운동량, 인슐린 용량을 제대로 조정할 수 있는 상당히 높은 수준의 당뇨병에 대한 지식이 있어야 한다.

사실 자가 혈당 검사를 수십 년 동안 하루에 네 번 이상 실시하는 것은 보통 어려운 일이 아니다. 그 때문에 적극적 인슐린 치료법을 성공적으로 실시하는 것은 DCCT 임상 시험에서나 가능했던 일이지 일반적인 당뇨병 환자에게 권할 수 있는 일은 아니다.

나 역시 제1형 당뇨병 환자에게 적극적 인슐린 치료법을 권하지만, 환자가 이를 싫어할 때는 굳이 강요하지는 않는다. 다만 당뇨병 환자가 임신을 계획하고 있을 때는 1년 정도의 단기간만 적극적 인슐린 치료법을 실시하라고 적극적으로 권하고 있다.

반면 하루에 두 번의 인슐린 투여로 상당수의 제1형 당뇨병 환자에게서도 의사들이 원하는 정도의 효과를 얻을 수 있다. 이 경우에는 보통 NPH 인슐린과 속효성 인슐린이 섞인 믹스mix형 인슐린을 쓰는데, 저녁에 맞는 믹스형 인슐린 때문에 밤중에 저혈당이 자주 나타날 때는 저녁에 맞는 인슐린을 속효성으로 바꾸고, 취침 전인 밤 10시쯤에 인슐린 작용이 NPH보다 더 길고 피크가 없는 지속형 인슐린[68]을 따로 쓸 수도 있다. 이에 대해서는 주치의와 상의하면 된다.

하루에 두 번 인슐린을 맞는 환자에게는 적절한 인슐린 양을 찾기 위해 하루에 두 번, 아침 식전과 저녁 식전에 자가 혈당 검사를 실시하기를 권한다. 다만 이때도 하루 한 번 자가 혈당 검사를 할 때와 마찬가지로 그때그때 나오는 혈당 수치에 따라 인슐린 용량을 조절하면 안 된다. 저녁 식전 혈당은 그날 아침에 맞은 인슐린과 음식/운동의 결과이고, 아침 식전 혈당은 전날 저녁

---

68  란투스, 투제오, 레베미어 등.

에 맞은 인슐린과 먹은 음식/운동의 결과다. 따라서 3일간의 혈당 수치를 바탕으로, 계속 저녁 식전의 혈당 수치가 목표 혈당 수치보다 높으면 아침 인슐린 용량을 높이고, 아침 식전의 혈당이 높으면 저녁 인슐린을 더 맞아야 한다. 다만 낮에 나타나는 저혈당보다 밤에 나타나는 저혈당이 더 위험하기 때문에, 아침 용량은 4~5단위를 변경해도 좋으나 저녁 용량은 3일에 2단위 이상 올리지 않아야 한다.

## 인슐린 펌프 및 적극적 인슐린 치료법

하루 세끼를 먹는 정상인의 경우 식사할 때마다 먹은 음식을 몸에 저장하기 위해 몸 안에서 인슐린이 나온다. 한편 음식을 먹지 않았을 때도 일정량의 인슐린이 하루 종일 계속 나오는데, 이것을 기초 인슐린 분비라고 부른다. 제1형 당뇨병 환자의 치료에 많이 쓰이고 있는 인슐린 펌프도 하루 종일 아주 적은 양의 인슐린을 지속적으로 주입하는(기초 인슐린) 기능, 식사 때마다 원하는 양의 인슐린을 투여할 수 있는(식사 인슐린) 기능을 함께 가지고 있다. 인슐린 펌프를 사용하기 힘들 때는 하루에 서너 번 인슐린을 피하주사로 투여하는 다회multiple 인슐린 투여법을 사용하기도 한다. 이론적으로는 이 2가지 방법이 혈당 조절에 가장 효과적일 것이다. 그러나 인슐린 펌프나 다회 인슐린 주사법을 이용한 적극적 인슐린 치료법을 시행할 때 꼭 강조되어야 하는 점은, 이 방법이 자동으로 혈당을 조절해주는 것은 아니라는 사실이다. 앞에서 설명한 대로 혈당을 효과적으로 조절하기 위해서는, 최소한 하루에 서너 번 자가 혈당 검사를 실시해 현재 투여하는 인슐린 양이 자신에게 적절한지를 확인해야 한다. 만일 귀찮다는 이유로 자가 혈당 검사를 하지 않을 경우 굳이 고생하면서 적극적 인슐린 치료를 할 필요는 없다.

# 9. 혈당강하제

## 9.1 혈당강하제의 종류

현재 당뇨병 환자 치료에 쓰이고 있는 먹는 혈당강하제는 여러 가지다. 최소한 6~7가지의 기전이 서로 다른 약물이 사용되고 있고, 현재 임상 시험을 준비하고 있는 약물도 여러 종류다. 이 책에서 이와 같은 여러 종류의 약에 대해 자세히 설명하는 것은 부적절해 보이며, 어떤 종류의 약을 선택할지는 각각의 환자를 치료하는 주치의의 권한이다. 따라서 이 장에서는 각각의 약물에 대한 자세한 설명보다는 일반적인 얘기, 즉 이들 약물의 작용 기전과 장단점에 대해서만 간단히 설명했다.

### 설포닐요소제, 메글리티나이드계

당뇨병 치료에 사용하는 약물 중 인슐린 다음으로 오래된 것이 설포닐요소제sulfonylurea다. 초기 약물보다 효과가 강해지고 부작용이 적어진 2세대, 3세대 약물들이 개발되었고, 우리나라에서 시판되는 종류도 상당히 많다. 췌장 베타세포에서 인슐린 분비를 촉진시키는 것이 가장 중요한 작용 기전이다. 비만한 당뇨병 환자가 많은 미국이나 서구인의 경우 앞으로 얘기할 메트포르민을 일차 약으로 권장하고 있다. 그러나 개인적인 의견이지만, 비만형 당뇨병이 적은 우리나라의 경우 아직은 설포닐요소제가 일차 약으로 권장되어야 한다고 생각한다. 이 계통의 약들은 다른 먹는 약에 비해 혈당을 떨어뜨리는 효과가 확실하고, UKPDS 연구에서 미세혈관 합병증 예방 효과가 증명되었다는 강점이 있다. 그러나 인슐린과 비슷하게 저혈당을 유발할 수 있고, 식사를 제한하지 않을 경우 체중 증가가 나타날 수 있다.

메글리티나이드계 약물도 설포닐요소제와 마찬가지로 췌장 베타세포에서 인슐린 분비를 촉진시킨다. 설포닐요소제보다 작용시간이 빠르고 짧아 저혈당이 적게 생긴다는 장점이 있는 반면, 효과가 약하고 하루 세 번 먹어야 하는 불편함이 있다.

## 메트포르민 metformin

바이구아나이드biguanide라고 부르는 계통의 약물 중 하나다. 이 약이 나오기 전에 개발된 펜포르민이라는 약물이 젖산혈증 lactic acidosis이라는 심각한 부작용 때문에 사용이 금지되었지만, 새로 개발된 메트포르민은 그와 같은 부작용이 거의 나타나지 않음이 밝혀져 널리 쓰이고 있다. 설포닐요소제와 달리 인슐린 분비를 촉진시키는 것이 아니라 간에서 포도당 생산을 억제하는 작용을 하며, 일반적으로 저혈당이 잘 나타나지 않는다. 체중을 증가시키지 않기 때문에 비만형 당뇨병 환자에게 매우 유용한 약으로, 설포닐요소제와 병합 치료 시 혈당 강하 효과가 상승작용을 일으켜 효과적으로 혈당을 감소시킬 수 있다. 그러나 UKPDS 연구에서 미세혈관 합병증 예방 효과는 증명되지 않았고, 대신 심혈관 질환 예방 효과가 있음이 증명되었다. 미국을 비롯한 서구인에서 일차 치료제로 추천되고 있는 약물로, 우리나라 당뇨병학회에서도 일차 약으로 권장하고 있다. 그러나 비만하지 않은 당뇨병 환자에서는 혈당 강하 효과가 잘 나타나지 않는 경향이 있다. 가장 흔한 부작용은 소화 장애이고, 신장이나 간이 심하게 나쁜 사람의 경우 드물기는 하지만 심각한 유산혈증lactic acidosis을 일으킬 수 있기 때문에 쓰면 안 된다.

## 당질 분해 효소 억제제

음식에 있는 글리코젠과 같은 복합당이나 설탕 같은 이당류가 흡수되기 위해서는 알파글루코시데이즈alpha-glucosidase라는 장내 소화 효소에 의해 분해되어야 하는데, 이 효소를 억제하는 효과를 가진다. 메트포르민과 마찬가지로 저혈당을 일으키지 않는다는 장점이 있다. 주로 식후 고혈당을 억제하는 효과가 강한 반면 전반적인 효과는 강하지 않은 편이다. 방귀 등 소화 장애 증상이 자주 나타나는 단점이 있다.

# 글리타존

티아졸리딘다이온thiazolidinedione이라 부르는 화학물질 계열에 속하는 약물이다. 로시글리타존rosiglitazone이라는 약물이 먼저 개발되어 사용되었는데, 설포닐요소제와 메트포르민 병합요법에도 혈당이 충분히 조절되지 않는 사람에게 같이 투여할 경우 좋은 혈당 강하 효과를 보였고, 소규모 연구이긴 하지만 임상 연구에서 당뇨병성 신증의 진행을 억제할 수 있음이 밝혀져 주목받았다. 간에 작용하는 메트포르민과 달리 지방조직에서의 인슐린 작용을 좋게 하며, 인슐린 저항성을 뚜렷이 감소시키는 효과가 있다. 이에 관련된 부작용으로는 체중 증가와 부종이 나타난다.

그러나 유명 학술지에 이 약을 먹으면 심혈관 질환으로 인한 사망률이 늘어난다는 보고가 있어[69] 시장에서 퇴출당했다. 이후 추가 임상 실험에서 이를 부정하는 결과가 나왔지만 현재 사용되고 있지 않고, 피오글리타존pioglitazone이라는 다른 회사에서 나온 약물이 주로 사용되고 있다. 약물의 효과와 부작용은 두 약물이 비슷하다.

---

69  Nissen SE, Wolski K. Effect of rosiglitazone on the risk of myocardial infarction and death from cardio-vascular causes. *N Engl J Med.* 2007;356(24):2457-2471.

## DPP-4 억제제

음식을 섭취할 때 장에서 인크레틴incretin이라는 물질이 나오는데, 대표적인 것이 GLP-1glucagon-like peptide 1이라는 호르몬이다. GLP-1은 췌장에서 인슐린 분비를 촉진시키는 기능을 하지만, 혈액 내에서 DPP-4라는 효소에 의해 분해되어 없어진다. DPP-4 억제제는 DPP-4효소를 억제해 GLP-1이 혈액 내에 오래 머무르게 하면서 인슐린 분비를 촉진시키는 약물로, 우리나라에서도 여러 종류가 사용되고 있다. DPP-4 억제제도 인슐린을 분비시키지만 식후 혈당을 감소시키는 효과가 강하고, 설포닐요소제와 달리 혈당이 어느 수준 이하로 떨어지면 인슐린 분비를 증가시키지 않는다. 따라서 저혈당을 잘 일으키지 않고, 체중 증가의 부작용도 나타내지 않는다. 한편 DPP-4 억제제가 혈당 조절과는 독립적으로 당뇨병의 미세혈관 합병증의 하나인 당뇨병성 신증의 진행을 억제할 것이라는 연구들이 일부 보고되었지만, 아직까지 충분한 증거는 확보되지 않았다.

## SGLT2 억제제

가장 최근에 허가를 받아 사용되고 있는 약물이다. 신장에 존재하는 단백질인 SGLT2sodium-dependent glucose cotransporter 2(나트륨 포도당 공동 수송체 2)를 선택적으로 억제해 포도당을 소변으로 배출시켜 혈당을 조절한다. 아직까지 많은 임상 경험이 축적되지 않아 확실한 결론을 내릴 수는 없으나, 비만한 환자에 사용 시 체중과 혈당을 감소시키는 효과도 있다. SGLT2 억제제 일부가 심혈관 질환 발생 및 사망률을 낮춘다는 임상 연구 결과도 보고되었는데[70], 아마도 체중 감소 효과 때문인 것 같다. 한편 당뇨병성 신증의 진행을 억제한다는 논문도 발표되었는데, 그 기전으로 신장 사구체 내 압력을 감소시킬 가능성이 제시되었다.[71]

70  Kaul S. Mitigating Cardiovascular Risk in Type 2 Diabetes With Antidiabetes Drugs: A Review of Principal Cardiovascular Outcome Results of EMPA-REG OUTCOME, LEADER, and SUSTAIN-6 Trials. *Diabetes Care.* 2017;40(7):821-831.

71  Wanner C, Inzucchi SE, Lachin JM, et al. Empagliflozin and Progression of Kidney Disease in Type 2 Diabetes. *N Engl J Med.* 2016;375(4):323-334.

## 9.2 약제의 선택

현재 이처럼 여러 종류의 약이 당뇨병 치료에 사용되고 있지만, 약마다 장단점이 있기 때문에 어떤 약을 어떤 환자에게 사용해야 하는지 정해진 것은 아니다. 환자를 진료하는 의사가 여러 가지를 고려해 약을 선택하게 된다. UKPDS 임상 시험의 결과 메트포르민이 심혈관 질환을 예방하는 효과가 있음이 밝혀졌는데, 이 약은 가격이 싸고 소화 장애 외에는 특별한 부작용이 없기 때문에 자주 사용된다. 특히 저혈당이나 체중 증가 같은 부작용이 나타나지 않기 때문에 미국과 우리나라 당뇨병학회에서는 이 약을 다른 약을 사용하기 전에 일차적으로 선택하기를 권하고 있다.[72]

내 경험으로 보면, 혈당이 많이 높지 않고 비만한 환자에게는 메트포르민의 효과가 좋은 반면, 혈당이 높고 비비만형인 환자에게는 효과가 약한 것 같다. 이에 따라 나는 비만하지 않은 당뇨병 환자의 경우 주로 설폰요소제를 일차 약으로 선택한다. 그 이유는 설폰요소제가 메트포르민보다는 비싸지만 새로 개발된 다른 종류의 약보다는 비교적 싼 편이고, 지금까지의 임상 시험에서 미세혈관 합병증 예방 효과가 증명된 거의 유일한 약이기 때문이다.

---

[72] 단, 메트포르민은 신장 기능이 나쁜 환자에게 사용할 경우 젖산혈증(lactic acidosis)이라는 위험한 상태를 초래할 수 있기 때문에 사용하지 않는다.

그러나 인슐린과 마찬가지로 체중이 증가하는 경향이 있기 때문에 비만형 당뇨병 환자에게 쓸 때는 주의가 필요하다. 또 저혈당이 빈번히 나타나기 때문에 나이가 많은 환자나 저혈당을 인지하지 못하는 환자의 경우 가능하면 저혈당이 나타나지 않는 다른 종류의 약을 선택하는 것이 좋다.

## 9.3  병합요법

일반적으로 한 가지 약을 사용할 때보다 작용기전이 서로 다른 2~3가지 약을 병합해서 사용하면 혈당 강하 효과가 강해진다. 따라서 어떤 약이 기대한 만큼 충분한 효과가 나타나지 않을 때는, 그 약의 용량을 계속 올리는 것보다는 다른 약과 병합해서 사용하는 것을 권한다. 특히 설폰요소제와 메트포르민을 같이 사용하면 각각의 약을 썼을 때보다 더 큰 효과가 나타나기 때문에 많은 환자에게 이 2가지 약을 같이 사용한다. 글리타존이나 DPP4 억제제도 메트포르민과 병합해서 자주 사용한다.

### 경구 혈당강하제와 지속형 인슐린 병합요법

여러 가지 약물을 써도 충분한 혈당 강하 효과가 나타나지 않는 환자들이 있다. 이럴 때는 인슐린 치료로 바꾸거나 기존에 쓰던 혈당강하제 일부와 인슐린을 같이 쓰기도 한다. 현재 제일 많이 쓰이고 있는 방법은 밤 10시쯤[73] 지속형 인슐린을 소량 주사하고 먹는 약을 같이 쓰는 것이다.

---

73  아침 식전에 투여해도 상관없다.

이 방법으로 그다음 날 아침 혈당이 줄면 남은 시간은 먹는 약이 작용하기 때문에 상당수의 환자에서 하루 종일 혈당 조절이 잘될 수 있다. 지속형 인슐린은 보통 피크가 없기 때문에 저혈당이 나타날 위험이 적고, 먹는 약과 같이 쓰면 NPH 인슐린만으로 혈당을 조절하는 것보다 비교적 적은 양의 인슐린이 필요하기 때문에 체중 증가 위험이 적다는 장점이 있다. 그렇지만 일부 환자는 아침 공복 혈당은 조절되나 나머지 시간의 혈당이 조절되지 않는 경우도 있다. 이런 환자는 아침 식전에 NPH 인슐린을 쓰는 방법으로 바꿔야 한다.

## GLP-1 길항제와 경구 혈당강하제의 병합요법

앞에서 설명한 인크레틴인 GLP-1과 유사한 작용을 하는 약물이다. DPP-4 억제제와 기전이 비슷하나 혈당 강하 효과가 좀 더 강하고 체중 감소 효과를 나타낸다. 다만 DPP-4 억제제가 먹는 약으로 쓰이는 데 반해 주사제로 사용되며, 부작용으로 소화 장애나 오심, 구토 등이 자주 나타난다. 초기 제제보다 작용기간이 긴 약물이 개발되고 있고, 일주일에 한 번 맞는 제제가 임상에서 사용 중으로, 특히 비만한 당뇨병 환자에게 유용하게 쓰일 수 있다. 최근 이들 약이 심혈관 질환 발생 및 사망률을 낮춘다는 임상 연구 결과가 보고되었으나[74] 이 역시 체중 감소 때문일 가능성이 높다.

## 지속형 인슐린과 GLP-1 길항제의 병합요법

지속형 인슐린과 GLP-1 길항제를 같이 섞은 제제도 개발되고 있다. 이 제제는 한 번만 주사해도 인슐린 펌프나 인슐린을 여러 번 투여한 것과 마찬가지로 공복 및 매 식후 혈당을 같이 감소시키는데, 특히 이들 방법에 비해 저혈당이나 체중 증가 같은 부작용이 적게 발생한다는 장점이 있다. 다만 GLP-1 길항제는 인슐린 분비를 촉진함으로써 효과를 나타내기 때문에 인슐린 결핍이 특징인 제1형 당뇨병 환자에게는 효과가 없다.

## 동반되는 질병 치료제

성인인 제2형 당뇨병 환자에게는 고혈압이나 고지혈증 등 동맥경화증의 위험이 되는 다른 질병이 동반되는 경우가 많다. 그래서 이들 질환에 대한 치료제를 병용 투여하는 경우가 많으며, 동맥경화증이 이미 동반되었거나 발생 위험이 큰 경우 아스피린 등 항혈소판제를 사용하기도 한다. 미세단백뇨 이상의 당뇨병성 신증이 있는 환자의 경우에는 혈압강하제 중에서도 안지오텐신을 억제할 수 있는 약물 투여가 우선적으로 권장된다. 이는 매우 중

---

74 Kaul S. Mitigating Cardiovascular Risk in Type 2 Diabetes With Antidiabetes Drugs: A Review of Principal Cardiovascular Outcome Results of EMPA-REG OUTCOME, LEADER, and SUSTAIN-6 Trials. *Diabetes Care*. 2017;40(7):821-831.

요한 문제지만, 각각의 환자를 진료하는 주치의가 결정할 일이고 자칫 책의 분량이 너무 많아질 것 같아 자세한 설명은 생략한다.

168   **당뇨특강** 혈당 조절의 한계를 넘어서

# 10. 기타 치료

## 10.1 미세영양소와 항산화제

아직 확립되지 않은 당뇨병 치료법으로 미세영양소와 항산화제 문제가 있다. 미세영양소는 비타민과 미네랄 등인데, 이들은 탄수화물이나 지방산 같은 영양소가 에너지로 바뀌는 과정을 돕는 역할을 한다. 지금까지는 대부분의 의사가 정상적인 식사를 한다면 따로 미세영양소를 보충할 필요 없다는 상당히 보수적인 입장을 취해왔다. 한편 항산화제는 몸 안에서 계속 생산되는 산화 물질을 제거해주는 물질인데, 일부 비타민이나 미네랄도 여기에 포함된다. 최근 연구에서는 노화, 암, 당뇨병, 동맥경화증 같은 여러 가지 질환의 발생에 산화 스트레스가 중요한 작용을 한다는 것이 속속 밝혀지고 있다. 문제는 임상적 근거인데, 항산화 물질로 잘 알려진 비타민 C나 비타민 E를 투여한 대부분의 연구에서 이들 물질이 여러 가지 성인병을 예방했다는 근거를 증명하지 못했다. 특히 텔레비전 등을 통해 한동안 유행한 '대용량 비타민 C 치료법'은 최근 말기신부전증의 위험을 5배 이상 증가시키는 것으로 보고되었기 때문에 당뇨병 환자에게는 사용하면 안 된다.[75]

그렇다면 미세영양소와 항산화제는 효과가 없다고 결론을 내

---

[75] Singh K, Betensky RA, Wright A, Curhan GC, Bates DW, Waikar SS. A Concept-Wide Association Study of Clinical Notes to Discover New Predictors of Kidney Failure. *Clin J Am Soc Nephrol.* 2016;11(12):2150-2158.

려도 될까? 이 부분은 나의 '믿음'에 해당하는데, 나는 너무 과량을 투여해 부작용만 나타나지 않는다면 미세영양소와 항산화제가 당뇨병 환자가 건강을 유지하는 데 도움이 될 것이라 생각하고 있으며, 내가 진료하는 환자들에게도 이를 자주 권하고 있다.

## 10.2 민간요법

독성 없이 안전하면서 혈당을 떨어뜨릴 수 있는 물질을 개발하면 당뇨병의 신약으로 사용하는 허가를 받을 수 있다. 그러다 보니 제약회사마다 어떻게 해서든 혈당을 떨어뜨리는 약을 개발하기 위해 총력을 기울이고 있다.

한편 자연계에는 혈당을 떨어뜨릴 수는 있지만 아직 안전성이나 유효성이 증명되지 않아 약으로 개발되지 못한 여러 종류의 유효 성분이 있다. 문제는 이런 물질을 투여한 뒤 조금만 혈당이 떨어지면 마치 당뇨병을 완치시킬 수 있는 것처럼 과대 포장해 대대적인 광고를 한다는 점이다. 이런 광고는 대부분 돈을 벌기 위한 사기일 확률이 높다. 민간요법 물질이 정말 현재 사용되는 약물만큼 혈당 강하 효과가 좋다면 제약회사에서 벌써 개발했을 것이다. 더군다나 당뇨병을 완치시킨다는 것은 사기성이 농후한 주장이다.

# 11. 특수한 경우의 혈당 조절

## 11.1  임신성 당뇨병

임신성 당뇨병은 일반적인 당뇨병과 달리 임신을 하면 정상적으로 올라가야 하는 혈당이 과장되게 올라가는 경우를 말한다. 다음에 설명할 당뇨병임을 알고 임신을 계획하는 경우와는 다르지만 구별이 잘 안 될 때도 있다. 보통 임신 24~28주에 시행하는 선별 검사를 통해 진단되는 경우가 많으며, 일반적으로 혈당이 많이 올라가지는 않는다. 임신 기간 동안 혈당이 높으면 태아가 너무 커지기 때문에 난산의 원인이 되는 경우가 많아 철저한 조절이 필요하다. 보통 식사요법만으로 조절되지만 소변 검사에서 케톤뇨ketonuria가 나올 정도로 음식 섭취를 줄여서는 안 된다. 음식 섭취량을 너무 줄이면 태아의 뇌 발달에 지장을 줄 수도 있기 때문에 식사요법만으로는 잘 조절되지 않을 경우 인슐린 치료를 시행한다. 일반적인 당뇨병의 혈당 조절 목표보다 더 낮은 조절치(모세혈 혈당치가 공복 시 95mg/dl, 식후 1시간 140mg/dl 이하)를 목표로 한다.

## 11.2 당뇨병 환자가 임신을 계획할 경우

당뇨병을 앓고 있는 환자가 임신을 계획할 경우 임신 전부터 철저하게 혈당 조절을 해야 한다. 임신 전부터 철저하게 당뇨병을 관리하지 않은 임신부의 선천성 기형 발생률은 정상 임신부보다 3~4배 높다. 당뇨병 산모에게 기형아가 발생하는 기전은 확실히 밝혀지지 않았으나, 최근 임신 전에 엽산folate을 투여할 경우 당뇨병 산모에게서 선천성 기형 발생을 줄일 수 있다는 보고가 있어 주목받고 있다.[76] 엽산은 아미노산과 핵산의 합성에 필수적인 영양소로, 시금치와 같은 채소에 풍부하지만 식품 속 엽산은 흡수율이 제한적이기 때문에 임신을 계획하는 경우 약으로 미리 투여하는 것이 바람직하다. 다만 엽산을 과잉 섭취하면 오히려 신경 손상을 일으킬 수 있기 때문에 주의가 필요하다. 임신 중 혈당 조절 목표는 태아가 너무 커지지 않도록 임신성 당뇨병 환자에 준한다.

---

76  Santamaria A, Di Benedetto A, Petrella E, et al. Myo-inositol may prevent gestational diabetes onset in overweight women: a randomized, controlled trial. *J Matern Fetal Neonatal Med.* 2016;29(19):3234-3237.

## 11.3 당뇨병성 망막병증을 가진 산모

임신은 비증식성 망막증이 증식성 망막증으로 진행하는 중요한 위험인자로 알려져 있다. 앞서 말했듯이 급격한 혈당 조절은 망막증의 진행을 촉진하므로 임신 전부터 혈당 조절을 철저히 해 선천성 기형의 위험을 줄이는 한편, 망막증의 진행을 미리 예방해야 한다. 그러나 부득이하게 혈당 조절이 안 된 상태로 임신을 한 경우, 특히 어느 정도 이상 진행된 망막증이 있는 임신부는 자주 안과 진료를 받고, 필요하다면 레이저 치료를 미리 받아 증식성 망막증으로의 진행을 예방해야 한다.

## 11.4 저혈당 무감각증

앞에서도 말했지만, 저혈당 증상을 느끼지 못하는 상태는 위험하다. 저혈당 증상을 못 느끼는 원인으로는 자율신경병증autonomice neuropathy과 평소에 혈당 조절이 너무 잘되는 당뇨병 환자가 포함된다. 따라서 이와 같은 환자를 치료하는 의사는 혈당 조절의 목표를 많이 올려 특히 밤중에 저혈당이 나타나지 않게 해야 한다. 한편 '글루카곤'이라는 인슐린에 반대되는 호르몬 주사를 처방해 응급 상황에 대처하도록 환자의 가족을 교육해야 한다.

## 11.5 고령 및 심장 질환

나이가 많은 당뇨병 환자나 이전에 심장 질환을 앓은 병력이 있는 당뇨병 환자의 경우, 젊거나 심장 질환 병력이 없는 환자보다 혈당 조절 목표를 상당히 높여 잡는 것이 안전하다. 이런 환자에게 저혈당이 나타날 경우 부정맥이 생길 위험이 높으며, 이로 인한 돌연사sudden death의 위험이 증가한다. 그뿐만 아니라 반복적인 저혈당은 노인 환자에게 치매의 위험을 증가시킨다.

따라서 나이가 많은 당뇨병 환자는 인슐린이나 설폰요소제처럼 저혈당을 유발할 수 있는 약물 사용은 되도록 피하는 것이 좋고, 꼭 써야 할 경우라도 저혈당이 나타나지 않도록 많은 양을 쓰면 안 된다. 특히 나이가 많고 당뇨병을 오래 앓은 환자인데 미세혈관 합병증이 거의 없는 경우에는 앞으로 합병증이 새로 생길 확률이 높지 않다. 그럼에도 불구하고 이런 환자에게 먹고 싶은 음식도 못 먹게 하고, 하루에도 몇 번씩 자가 혈당 검사를 시키면서 과량의 약을 써서 혈당을 낮추는 것은 고쳐야 할 잘못된 치료법이다.

## 11.6 수술 전후의 혈당 조절

오래전부터 당뇨병이 있는 사람은 상처가 잘 낫지 않는다고 믿어왔다. 지금도 일부 외과나 마취과 의사들은 혈당이 높으면 수술을 잘 안 하려고 한다. 그러나 이것은 염증이나 사고로 인한 급성 스트레스 상태, 스테로이드 사용 등으로 단백질 분해(이화작용)가 증가해 포도당 생산이 증가한 상태에만 해당되며, 많이 먹어서 혈당이 올라간 것은 이에 해당되지 않는다. 스트레스가 심하지 않은 상태에서 단기적으로 혈당이 높은 것은 탈수[77] 외에는 큰 문제가 되지 않는다. 따라서 수술 전후에는 혈당을 낮추기 위해 오래 굶기거나 음식 섭취를 줄여서는 안 되고, 가능한 한 충분한 음식을 먹게 해야 한다. 음식 섭취가 불가능한 경우에는 정맥주사로 포도당 등의 영양분을 충분히 투여하면서 인슐린을 같이 투여해 심한 단백질 분해가 나타나지 않게 도와줘야 한다.

종합병원에서 심각한 사고trauma나 개심수술open heart surgery 같은 큰 수술을 할 때 많이 이용하는 알버티 방법Alberti method이라는 것이 있다. 1986년에 알버티라는 학자가 제안한 수술 중에 혈당을 정상으로 유지하는 방법으로[78], 포도당 용액 또는 포도당과 칼륨

---

77  소변으로 포도당이 빠져나갈 때 수분이 같이 빠지기 때문에 생기는 증상.
78  Thomas DJ, Platt HS, Alberti KG. Insulin infusion (GIK) in the treatment of type 2 (non-insulin dependent) diabetes during the perioperative period. *Br J Surg.* 1986;73(11):898-901.

$K^+$, potassium이 같이 포함된 용액을 정맥주사로 투여하면서 매 시간 혈당을 재 이로부터 인슐린 주입량을 결정한다. 혈당이 조절되지 않은 수술 전 환자의 혈당을 비교적 빠른 시간 안에 조절할 수 있는 방법으로, 전 세계적으로 선풍적인 인기를 끌었다.

이와 같은 시도는 혈당 조절을 잘하면 상처 회복이나 염증 예방이 잘될 것이라는 믿음에서 시작되었다. 실제로 초기 연구에서는 중환자실에 입원한 환자의 혈당 조절을 철저히 하자 사망률과 패혈증이 감소했다고 보고했다.[79] 그러나 더 많은 환자를 대상으로 한 다른 연구에 따르면, 혈당 목표가 정상 혈당인 81~108mg/dL일 때 109~180mg/dL일 때보다 오히려 전체적인 사망률이 현저하게 증가하며, 이는 주로 심각한 저혈당의 증가 때문이라고 했다.[80]

따라서 알버티 방법으로 수술 중 혈당 조절을 할 때는 저혈당이 나타나지 않도록 세심한 주의가 필요하다. 서울아산병원의 경우 혈당 조절 목표를 초기에 제시된 90~160mg/dL보다 많이 증가시킨 140~200mg/dL로 잡는 변형 알버티 방법modified Alberti method을 사용하고 있다.

79  van den Berghe G, Wouters P, Weekers F, et al. Intensive insulin therapy in critically ill patients. *N Engl J Med.* 2001;345(19):1359-1367.

80  Investigators N-SS, Finfer S, Chittock DR, et al. Intensive versus conventional glucose control in critically ill patients. *N Engl J Med.* 2009;360(13):1283-1297.

# 12. 당뇨병 환자에게 권장하는 치료법

지금까지 당뇨병 치료에 대한 여러 가지 이야기를 했다. 쉽게 설명하려고 나름대로 애를 썼지만, 당뇨병 환자들이 이해하기에는 쉽지 않은 부분이 많았을지도 모르겠다. 마지막으로 당뇨병 환자들이 쉽게 기억하고 따라 할 수 있는 치료법을 몇 가지로 간단히 요약했다.

## ✓ 잘 먹어야 한다.

- 당뇨병 환자는 잘 먹어야 한다. 제일 좋은 것은 식생활의 서구화가 일어나기 전의 우리나라 식사다. 밥이나 국수 같은 곡물(복합당) 위주로 식사를 하고, 대신 설탕 같은 단 음식이나 육류 섭취는 줄이는 것이 좋다. 그렇다고 편식을 하면 안 되고, 여러 종류의 음식을 골고루 먹어야 한다. 대표적으로 비빔밥 같은 음식이 좋다.

- 혈당을 적게 올리기 위해 고지방 식이를 하면 동맥경화증의 위험이 높아지기 때문에 당뇨병 환자에게 권장하지 않는다. 최근 유행 중인 극단적인 '저탄수화물·고지방(저탄고지) 또는 케토제닉 다이어트'는 체중을 줄일 수는 있으나 동맥경화증이나 암 발생을 현저하게 증가시킨다. 마찬가지로 고단백질 식사는 신장 합병증 발생 위험을 증가시킨다. 같은 단백질이라도 육류보다는 두부와 같은 식물성 단백질이나 생선이 권장된다.

- 뚱뚱한 환자는 체중을 줄이는 것이 좋다. 그렇다고 단기간에 표준 체중까지 무리하게 줄일 필요는 없다. 천천히, 현재 체중보다 3~5kg만 줄여도 큰 도움이 된다.

- 생선이나 일부 식물에 풍부한 불포화지방은 권장된다. 다만 상한 것을 먹거나 너무 많이 먹으면 안 된다.

- 한동안 유행한 대용량 비타민 C 요법은 말기신부전증으로의 진행 위험을 5배 이상 증가시키는 것으로 알려졌기 때문에 권장되지 않는다. 하지만 적당한 양의 미세영양소나 항산화제를 약으로 먹는 것은 권장된다. 여러 가지 비타민 B가 포함된 종합 비타민과 비타민 E를 같이 먹으면 좋다.

## ✓ 운동은 혈당을 낮추기 위해 하는 것이 아니다.

- 적당한 운동은 장기적으로 동맥경화증의 예방을 위해 권장한다. 하지만 혈당 조절을 더 잘하기 위해 과도한 운동을 하는 것은 권장하지 않는다.

- 특히 혈당강하제나 인슐린을 쓰는 환자는 매일 규칙적으로 같은 양의 운동을 하는 것을 권장하며, 평소에 안 하던 운동을 하는 경우 약이나 인슐린의 용량을 미리 줄이거나 미리 음식을 더 먹어 저혈당을 예방해야 한다.


## ✓ 약물이나 인슐린 치료는 피하지 말고 적극적으로 임해야 한다.

- 제1형 당뇨병이나 마른형의 당뇨병 환자는 약물이나 인슐린을 쓰지 않기 위해 음식을 적게 먹거나 과도한 운동을 해서는 안 된다.

- 비만형 당뇨병과 마른형 당뇨병은 차이가 있지만 약물이나 인슐린 치료를 피하면 안 된다. 현재 나와 있는 당뇨병 치료제들은 모두 장기적인 안전성이 확보된 것들이기 때문에 담당 주치의와 상의해 적극적으로 약물 치료에 임해야 한다.

- 혈당강하제 이외의 고혈압 및 고지혈증 치료제 등 다른 질환에

대한 치료제 역시 적극적으로 사용해야 하고, 필요한 경우 아스피린 등 동맥경화증 예방 치료제도 적극적으로 복용해야 한다. 물론 이때도 담당 주치의와 상의해서 정해야 한다.


## ✓ 자가 혈당 검사

자가 혈당 검사는 혈당 조절에 많은 도움을 주는 방법으로 권장된다. 특히 현재 사용하고 있는 약의 용량이 적절한지를 파악하는데 꼭 필요하다. 하지만 특별한 경우를 제외하고는 하루에 몇 번씩 혈당을 재는 것은 득보다 실이 더 많다. 특히 식후 혈당을 자주 재다 보면 혈당을 적게 올리는 음식만 선택해서 먹게 되는데 이는 건강에 나쁜 영향을 미친다. 저녁 식후에 간식을 먹지 않는다는 전제하에 아침 식전에 한 번 정도 재는 것을 권장하며, 이를 바탕으로 주치의와 상의해 약이나 인슐린 용량을 조절한다.


## ✓ 생활 습관 교정

- 매일 규칙적인 식사와 운동을 한다.

- 담배는 동맥경화증을 심화시키므로 피우지 않는다.

- 적당한 음주는 허용되나 과음은 하지 않는다. 독한 술보다는 약한 술을 소량 먹는다.

- 자가 혈당 검사를 하듯 혈압계 및 체중계를 이용해 아침마다 몸 상태를 확인한다.


✓ <u>정기적인 합병증 검사</u>

1년에 한 번 정도 병원에서 당뇨병의 합병증 및 관련 질환에 대한 검사를 받도록 한다.

제3부

# 당뇨병에 관한 과학 지식

제3부는 당뇨병에 대해 조금 더 깊은 관심을 가지는 지적인 독자들을 위해 준비했다. 앞에서 당뇨병 치료에는 혈당만 중요한 것이 아니라고 주장하면서 자세히 설명하지 않았던 과학적 근거를 설명했다. 그렇다고 당뇨병에 대한 모든 얘기를 할 수는 없기 때문에 특히 그동안 내가 관심을 가지고 공부한 분야를 중심으로 요약해서 설명했다. 정상인의 경우에는 영양소 대사가 어떻게 조절되는지, 인슐린이라는 호르몬은 무엇이고 혈당을 떨어뜨리는 역할 외에 어떤 작용을 하는지에 대한 생리학적인 내용부터 시작해 당뇨병과 당뇨병의 합병증은 왜 생기는지를 설명했다. 또한 현재 개발되고 있는 당뇨병 치료제의 현황과 앞으로 우리가 지향해야 할 새로운 치료제 개발을 위한 연구 방향을 제시했다. 일차적으로 의사나 생명과학자 등 전문가들을 대상으로 썼기 때문에 내용이 약간 어려울 수 있다. 하지만 일반적인 과학 상식이 있는 독자라면 이해할 수 있도록 쉽게 설명하고자 노력했고, 지루하지 않고 재미있게 읽힐 수 있도록 당뇨병이나 에너지 대사에 관한 과학적 일화들을 넣어 이야기 형식으로 설명했다.

# 13. 정상인의 영양소 대사 및 병적 상태에서의 변화

이 장에서는 식사를 할 때나 굶을 때 정상인에 나타나는 영양소 대사의 변화에 대해 기술했다. 이 장을 읽으면 우리 몸이 기아 상태에서 살아남기 위해 굉장히 잘 만들어져 있다는 것을 이해할 수 있을 것이고, 당뇨병도 기아 상태와 비슷하게 에너지가 부족한 상태라는 나의 주장에 동의하게 될 것이다.

## 13.1  정상인의 영양소 대사 조절

당뇨병의 이해를 위해 먼저 정상인의 영양소 대사가 어떻게 조절되고 있는지를 설명하겠다. 많은 당뇨병 환자가 과체중이거나 비만 상태이기 때문에 의사들로부터 체중을 줄이기 위해 음식 섭취량을 줄여야 한다는 지시를 받는 것을 생각하면 이해하기 힘든 얘기지만, 당뇨병은 금식 상태와 비슷하게 에너지가 부족한 상황이다. 즉, 세포 내 에너지가 부족하거나 몸이 에너지가 부족한 상태라고 느끼는, 그래서 영양소의 저장(동화작용 anabolism)보다는 분해(이화작용 catabolism)가 증가된 상태다.

### 음식을 먹은 후의 영양소 대사 변화: 동화작용

앞으로 자세하게 설명할 이화작용보다 동화작용은 비교적 간단하다. 우리가 먹는 음식에는 소위 3대 영양소라는 것이 있다. 탄수화물, 지방, 단백질이 그것인데, 일반적으로 우리나라 사람은 약 60%의 열량을 탄수화물로, 25% 정도를 지방으로, 나머지를 단백질로부터 섭취한다.

계산하기 편하게 우리가 보통 하루에 먹는 음식에 들어 있는 칼로리의 양을 2,000Cal라 하고, 그중 60%(1,200Cal)를 탄수화물로 섭취한다고 하자. 탄수화물은 1g당 4Cal의 열량을 가지기 때문에 300g 정도가 되고, 이 가운데 100g은 간에, 나머지 200g은 근육에 저장된다. 이렇게 저장된 탄수화물은 다음 음식 섭취에 따른 보충이 있을 때까지 그 양이 조금씩 줄어든다. 요약하면 우리의 주식임에도 불구하고 몸이 가지고 있는 탄수화물의 양은 1,200Cal 정도에 불과하다. 즉, 탄수화물은 오랜 기간 저장되는 영양소가 아니라 그때그때 필요한 일을 하기 위해 임시로 저장되는 물질이다.

탄수화물은 크게 우리의 주식인 밥이나 식빵의 성분인 복합당(글리코젠)과 과당이나 설탕같이 탄소 분자가 하나 또는 2개인 단순당으로 나뉜다. 글리코젠glycogen은 포도당이 여러 개 모여 복합체를 이룬 것으로, 소화관에서 포도당으로 분해되어 흡수된다. 글리코젠은 포도당으로 분해되어야만 단맛이 나는 데 반해 과당이나 설탕(과당과 포도당의 복합체)은 그 자체로 단맛이 난다.

단백질은 몸을 구성하는 성분 중 근육을 포함한 여러 장기의 주요 성분이자 몸이 정상적인 기능을 유지하는 데 필요한 여러 가지 효소enzyme의 성분으로, 생명을 유지하는 데 필수적이다. 근육의 주요 성분이 단백질이기 때문에 몸 전체로 볼 때 상당히 많은 양을 차지하지만 일생 동안 그 양은 크게 변하지 않는다. 단백질도 1g당 4Cal의 열량을 가지고 있는데, 몸의 정상적인 기능을 유지하기 위해 꼭 필요한 물질이기 때문에 특별한 경우가 아니면 직접적인 열량으로 이용되기보다는 몸을 유지하는 데 필요한 더 중요한 일에 이용된다.

이에 반해 지방은 음식 섭취량에 따라 몸 안의 양이 늘 수도 있고 줄 수도 있다. 실제로 비만인 사람에게 늘어나 있는 것이 지방(체지방)이며, 체중 감량 때 줄어드는 것도 일부 수분을 제외하면 지방이다. 지방은 1g당 9Cal의 열량을 가지기 때문에 몸 안에 많은 양을 저장하기에 다른 영양소보다 훨씬 유리하다. 실제로 정상 체중을 가진 사람도 최소한 10kg 이상의 지방조직을 가지고 있는 것이 일반적이다. 이를 칼로리로 계산하면 90,000Cal가 되어, 탄수화물(1,200Cal)과는 상대할 수 없을 정도로 많은 양의 열량이 지방조직에 저장되어 있다.

음식에 있는 지방은 크게 중성지방triglyceriade[81]과 콜레스테롤로 구성되며, 그중 대부분을 중성지방이 차지한다. 음식으로 섭취한 지방은 다시 중성지방의 형태로 지방조직에 저장된다. 앞에서 설명한 대로 하루 음식에 있는 약 300g의 글리코젠이 포도당 형태로 분해/흡수되어서 다시 글리코젠 형태로 저장되지만, 아주 많이 섭취할 경우를 제외하고는 간에서 중성지방으로 잘 전환되지는 않는다. 이에 반해 과당이나 술(알코올)은 글리코젠으로 저장되지 않고 간에서 중성지방으로 잘 전환되며, 따라서 설탕이나 과당, 술을 많이 먹으면 지방간이나 고중성지방혈증[82]이 나타난다.

---

81  3개의 지방산과 1개의 글리세롤이 합쳐진 물질.
82  고지혈증의 하나로 콜레스테롤이 아닌 중성지방이 혈액 내에 증가하는 상태.

## 금식 상태에서의 영양소 대사 변화: 이화작용

**[ 금식 1일째 ]**

앞에서 먹은 음식을 우리 몸의 조직에 저장하는 동화작용에 대해 설명했는데, 지금부터는 굶을 때 나타나는 영양소 대사의 변화, 즉 이화작용에 대해 설명하겠다. 우리가 하루 세끼를 먹기 시작한 것은 지금으로부터 아주 짧은 과거에야 가능해진 일로, 그 이전에는 사람도 다른 동물들과 마찬가지로 하루 한 번 내지는 그 것보다 덜 자주 먹는 상태에 맞춰 진화해왔다. 특히 포도당 대사가 여기에 밀접하게 관련된다.

우리 몸에서 제일 중요한 기관이 무엇이냐는 바보 같은 질문을 하면 여러 종류의 답이 나올 수 있겠지만, 많은 사람이 '뇌'라고 현명한 대답을 한다. 이전에는 사망을 심장 박동이나 호흡 정지를 기준으로 정의했다. 하지만 근래에 들어서는 특히 이식 수술 같은 것을 고려할 때, 사망 기준을 뇌의 기능이 멈춘 상태, 즉 뇌사 상태 여부로 판단하는 것으로 보아 뇌가 제일 중요한 기관이라고 보는 것이 타당할 것이다. 뇌는 3대 영양소 중 유일하게 포도당만을 이용할 수 있는데, 일반적으로 사람의 뇌가 하루 종일 사용하는 포도당의 양은 재미있게도 간이 저장하는 글리코젠의 양과 같은 100g이다. 즉, 탄수화물이 든 음식을 충분히 먹고 나면 하루 동안은 간이 저장한 탄수화물(글리코젠)을 포도당으로 분해해 뇌의 기능을 유지할 수 있는 것이다. 이 기간 동안 근육이나 간을 포함한 다른 기관들은 포도당을 쓰지 않고, 지방조직의 중성지방으로부터 분해되어 혈액 속으로 돌아다니는 지방산을 이용해 필요한 에너지ATP를 얻는다.

**[ 금식 2일째 이후 7일째까지 ]**
• **근육에 저장된 글리코젠은 포도당이 되지 않는다.**

음식을 먹지 못하는 상태가 하루 이상 지속되면 어떤 일이 일어날까? 자연계에서는 이런 일이 자주 일어나기 때문에 여기에 대한 대책이 잘 세워져 있다. 앞에서 얘기했듯이 간에 저장된 포도당의 양은 하루 동안의 금식을 뇌가 버틸 수 있는 정도밖에 안 되기 때문에 하루가 지나면 고갈된다. 현명한 독자라면 바로 생각할 수 있는 것이 근육이 저장하고 있는 200g의 글리코젠일 것이다. 즉, 근육에 저장된 글리코젠을 분해해서 포도당을 만들어 뇌가 사용하면 된다고 생각할 수 있다. 그런데 불행하게도 근육에 저장된 글리코젠은 포도당으로 전환되지 않는다. 글리코젠이 포도당이 되어 피로 방출되기 위해서는 포도당에 인산이 붙은 인산화포도당glucose-6-phosphate이라는 물질로 바뀐 후 인산을 떨쳐내야 하는데, 근육조직에는 이와 같은 반응을 매개하는 포도당 인산분해효소glucose-6-phosphatase가 결핍되어 있다.

도대체 근육에서는 왜 이런 일이 일어날까? 우리 몸에서 가장 중요한 뇌가 어떻게 되더라도 상관없다는 얘기인가? 이와 같은 수수께끼에 답하기 위해서는 자연계에서 동물들이 어떤 이유로

그림 11

근육의 종류: 미토콘드리아의 양에 따라
붉은색 및 흰색 근육으로 나뉜다.

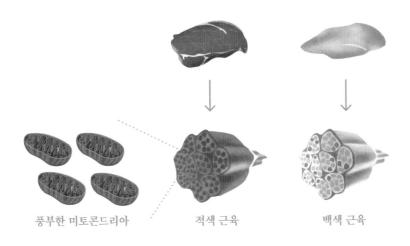

풍부한 미토콘드리아　　　적색 근육　　　백색 근육

죽는지를 생각해보면 된다. 현대 사회에서는 암이나 동맥경화증으로 인한 심장병이나 뇌졸중(중풍), 당뇨병, 교통사고, 자살, 폐렴 같은 병들이 제일 흔한 사망 원인이지만, 야생동물이 이와 같은 원인에 의해 죽는 경우는 매우 드물다. 야생동물이 죽는 주원인은 굶주림과 자기보다 강한 동물에게 죽임을 당하는 2가지다. 동물의 왕이라 불리는 사자도 새끼가 어른이 될 때까지 살아남을 확률이 30%밖에 안 되며, 이보다 약한 동물의 경우 살아남을 확률이 이보다 훨씬 더 낮다. 즉, 굶주림 못지않게 중요한 것이 자기보다 강한 동물에게 죽임을 당하는 것으로, 적의 공격을 피하기 위해서는 도망칠 수 있는 튼튼한 다리가 필요하다. 반대로 육식동물의 경우 튼튼한 다리 없이는 먹이를 취할 수 없고, 이에 따라 굶어 죽게 된다.

여기에서 잠깐 화제를 돌려 근육의 종류에 대해 얘기해보자. 우리가 자주 먹는 고기 중 닭고기는 흰색이고 쇠고기는 붉은색이다. 그렇다면 100m 달리기를 하는 운동선수의 잘 발달한 근육은 흰색일까 붉은색일까?

답은 흰색이다. 소의 근육에는 세포에서 포도당이나 지방산을 산화시켜서 ATP를 만드는 공장인 미토콘드리아가 많은데, 미토콘드리아에는 산화, 환원 반응에 중요한 역할을 하는 철 성분이 많아[83] 붉게 보이는 것이다(적색 근육).[그림 11] 그리고 닭고기에는 미토콘드리아가 거의 없기 때문에 흰색으로 보인다(백색 근육).

소의 근육과 마라톤 선수의 근육에 미토콘드리아가 많은 것은 이해되는데, 단거리 육상선수의 근육과 닭고기가 비슷하다는 것은 쉽게 이해되지 않는다. 아니, 닭의 근육이 어떻게 단거리 육상선수의 그것과 성질이 비슷하다는 말일까? 우사인 볼트 선수에게는 미안한 얘기지만 실제로 그렇다. 닭도 잡아먹히지 않기 위해 뛸 때는 나름 최대한 노력을 다해서 뛴다. 그런데 이 근육들에 미토콘드리아가 적다면, 이 근육들은 어떻게 단거리 달리기에 필요한 엄청난 양의 ATP를 만드는 걸까?

---

83  산화철의 색이 붉은색이다.

그림 12　　　　　　　　글리코젠의 구조

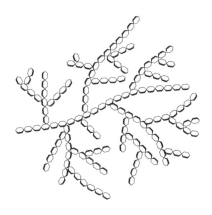

　조금 전에 우리가 먹은 탄수화물이 글리코젠 형태로 근육에 200g 정도 저장되는데, 금식이 오래 지속돼도 이것이 포도당으로 전환되어 뇌를 살리는 데 기여하지 않는다고 설명했다. 이 글리코젠이 저장된 근육이 백색 근육이고, 앞에서 설명한 바와 같이 이 백색 근육에는 미토콘드리아의 양이 매우 적다. 우리가 중고등학교 때 배운 생물 상식에 따르면, 포도당 한 분자가 산소가 있는 상태에서는 미토콘드리아에서 산화되어 36개의 ATP를 만드는 데 반해, 산소가 없는 상태에서는 해당작용glycolysis을 통해 2개의 ATP를 만든다. 그렇다면 이처럼 비능률적인 해당작용을 통해 어떻게 폭발적인 힘을 낼 수 있을까?

　백색 근육에 저장된 글리코젠은 수없이 많은 포도당 분자로 이루어져 있는데, 이것들이 새끼줄처럼 한 줄로 엮여 있는 것이 아니라 마치 나무줄기가 가지를 나누고 나누어 마침내 수많은 잎을 가진 한 그루의 나무가 되는 것처럼 구성되어 있다.〔그림 12〕

어두운 밤에 산속을 걷는다고 생각해보자. 바스락 소리가 나면 어떤 일이 일어나나? 갑자기 무섭고, 심장이 두근대고, 머리카락이 빳빳해지고, 식은땀이 나고 손이 떨린다. 그리고 그 소리가 별것 아니라는 것을 확인했을 때 기운이 빠지면서 노곤해지고 다리의 힘이 빠진다. 이와 같은 변화는 자율신경계의 변화 때문이다. 자율신경계에는 교감신경sympathetic과 부교감신경parasympathetic nerve이 있는데, 긴장했을 때는 교감신경이 활성화하면서 부신수질adrenal medulla이라는 장기에서 에피네프린epinephrine이라는 호르몬 생산이 증가한다. 교감신경의 활성화나 에피네프린의 증가는 백색 근육에서 마치 폭풍우 때 떨어지는 나뭇잎처럼, 글리코겐 나무의 가지 끝에 매달린 수많은 포도당 분자를 나무로부터 떨어뜨리게 된다. 이와 같은 과정은 아주 짧은 시간에 일어나며, 비록 포도당 한 분자로부터 만들어지는 ATP의 양이 2개밖에 안 되더라도 전체적으로는 엄청난 양의 ATP를 만들 수 있게 되는 것이다. 단거리 달리기 과정에서는 미토콘드리아가 거의 기능하지 않기 때문에 산소가 필요 없으며, 우사인 볼트가 100m를 달리는 동안 숨을 한 번도 쉬지 않게 된다. 이에 반해 미토콘드리아가 작동하기 위해서는 기차가 천천히 발동이 걸리는 것처럼 시간이 필요하다.

실제로 치타 같은 육식동물이 사냥감을 노릴 때를 보면, 사냥감이 눈치채지 못하도록 살금살금 접근한 다음 아주 짧은 시간에 공격해 먹이를 잡는다. 반대로 초식 동물의 경우에는 어떻게든 이 짧은 시간 동안에 적의 공격으로부터 도망가는 것이 자기 생명을 유지할 수 있는 방법인 것이다. 재미있게도 육상에서 제일 빠르다는 치타의 사냥 성공률도 30%밖에 안 된다. 백색 근육이 가지고 있는 글리코젠을 다 써서 몇 초 동안 공격을 하지만, 이것이 실패했을 때는 미토콘드리아가 많아서 장거리 달리기에 유리한 영양과 같은 먹이를 잡지 못하는 것이다.

결론적으로 얘기하면 근육에 저장된 글리코젠은 포도당이 되지 못한다. 따라서 뇌를 먹여 살리기 위해서는 다른 방법을 찾아야 하는 것이다.


**• 단백질이 분해되어 간에서 포도당이 된다.**

이 시점에서 현명한 독자들은 다시 의문을 가질 것이다. 그렇다면 몸에 저장된 영양소 중 지방이 제일 많으니 중성지방에서 포도당을 만들면 되지 않나?

정말 타당한 얘기지만 불행히도 중성지방은 포도당이 되지 못한다. 사실 이런 일이 일어난다면 복잡한 대사 과정이 필요하지 않을 것이다. 정확하게 얘기하면, 중성지방을 구성하는 2가지 물질, 즉 지방산과 글리세롤 중 지방산은 포도당이 되지 않으나 글리세롤은 포도당이 될 수 있다. 그러나 글리세롤은 탄소가 3개밖에 안 되는 작은 물질이기 때문에 분자당 탄소가 20개가 넘고, 중성지방 한 분자에 세 분자씩이나 있는 지방산에 비하면 열량으로 차지하는 비중은 일부분에 불과하다.

이 상태에서 뇌와 개체를 살릴 수 있는 것은 단백질이다. 앞에서 단백질은 직접 열량으로 사용되기보다는 더 중요한 일을 하기 위해 몸을 아낀다고 얘기했는데, 효소 활동 이외에 이 상황이 그 중요한 일의 하나에 해당된다. 근육에 저장된 단백질은 분해되어 아미노산이 되는데, 상당히 복잡한 대사 과정을 통해 여러 가지 아미노산 중 알라닌alanine이라는 아미노산으로 변하고, 이것이 포도당신합성gluconeogenesis (당신생)이라는 과정을 통해 포도당으로 전환된다.

포도당신합성 과정은 상당한 ATP를 필요로 한다. 앞에서 지방산은 포도당으로 전환되지 않는다고 했는데, 대신 자기 몸을 태워서 나오는 ATP를 가지고 알라닌이 포도당으로 변하는 데 필요한 에너지를 공급한다. 종합하면 지방조직에 저장된 지방산이 산화되어 만든 ATP를 이용해 단백질로부터 포도당을 생산하고, 이것을 가지고 금식 일주일까지는 뇌를 먹여 살리는 것이다.

[ 금식 7일째 이후 ]

그러나 금식이 일주일 이상 지속되면 이와 같은 적응도 한계에 이른다. 앞에서 먹이를 취하거나 적으로부터 도망칠 때 근육에 저장된 글리코젠이 중요한 역할을 하기 때문에 이것을 쓰지 않는다고 했는데, 근육에 있는 단백질이 일정량 이상 계속 소실되는 경우에도 근육이 제 기능을 하지 못한다.

한편 같은 근육이라도 호흡에 필요한 횡격막이나 심장 근육은 건드리면 절대로 안 되고, 몸 안에서 생리작용에 필수적인 여러 효소를 건드려도 안 될 것이다. 그러다 보니 만만한 것이 피부에 있는 콜라겐collagen이나 장에 있는 점막mucus membrane[84] 등이어서 이들의 소실이 먼저 일어난다. 하지만 몸 안에 있는 어떤 물질도 만만한 것은 없다. 이런 단백질 역시 외부로부터 미생물이 침입하는 것을 막는 중요한 기능을 가지고 있다. 실제로 오랫동안 금식을 하거나 심한 당뇨병을 치료하지 않을 경우 염증이 잘 생기는 이유는, 이와 같은 방어기전이 감소되기 때문인 것으로 생각한다.

그렇다면 이와 같은 일이 일어나는 가장 중요한 원인은 무엇일까? 물론 흉년이 들어 먹을 것이 없는 것이 일차적 원인이기는 하나, 민생이 도탄에 빠졌는데 왕 혼자 호의호식하기 때문이지 않을까? 다시 말하면 아직 몸 안에 지방은 많이 남아 있는데 뇌가 자

---

84 장 안쪽을 싸고 있는 끈끈한 막같이 생긴 것.

기는 포도당만 먹어야 한다고 우기고 있는 것이다. 그래서 뜻 있는 신하들이 왕에게 포도당 대신 지방산을 좀 먹어보라고 권하게 된다. 물론 처음 나오는 반응은 "No"다.

"당신들도 알다시피 나는 지방산을 못 먹도록 태어났어. 포도당은 탄소가 6개밖에 없는데 지방산은 20개가 넘잖아. 그걸 먹으면 소화를 못 시켜."

"그러면 저희가 지방산을 미리 잘라 탄소 3개짜리로 만들어드릴 테니 그것을 좀 드시도록 하시지요. 맛은 좀 없겠지만 어떡하겠습니까? 나라 전체가 망하는 것보다는 불편하시더라도 견디셔야지요."

이렇게 해서 태어나는 것이 케톤ketone (케톤산)이다.

이 책의 독자 중 의사들은 잘 알고 있는 당뇨병성 케톤산혈증 diabetic ketoacidosis; DKA이라는 병이 있다. 인슐린 결핍이 심한 제1형 당뇨병 환자가 인슐린을 사용하지 않을 때 나타나는 심각한 급성 합병증인데, 케톤이 산성이기 때문에 피 안에 과다 축적되면 피가 산성이 되어 인슐린으로 치료하지 않을 경우 사망할 수 있다. 이런 사실 때문에 케톤은 나쁜 물질이라고 생각할 수 있는데, 실제로는 금식 상태에서 단백질 분해가 과다하게 나타나지 않게 만드는 방어기전의 하나다.

## [금식 상태에서의 호르몬 변화]

금식 상태의 전 과정 동안 인슐린을 만드는 췌장 베타세포에서는 인슐린 생산이 감소하고, 대신 베타세포 옆에 있는 알파세포에서 인슐린과 반대 작용을 하는 글루카곤이 많이 만들어진다. 우리 모두 잘 알고 있다시피 인슐린은 혈액 내에 있는 포도당을 떨어뜨리는 호르몬이다. 그러나 인슐린은 단순히 혈당을 떨어뜨리는 작용만 하는 것이 아니라 매우 다양한 작용을 한다. 음식을 섭취한 후에 일어나는 동화작용의 모든 대사 변화를 관장하고, 금식 시 나타나는 이화작용의 모든 대사 변화를 억제한다.〔그림 1〕 음식, 특히 포도당(글리코겐)이나 어떤 종류의 아미노산(단백질)을 포함하는 음식을 먹으면 베타세포에서 인슐린 분비가 증가하는데, 이를 통해 먹은 음식에 있는 포도당은 간과 근육에 글리코겐으로, 아미노산은 근육에 단백질로 저장된다.

한편 인슐린은 장에서 흡수된 중성지방이 지방조직에 저장되는 데도 필요하다. 반면에 인슐린은 금식 1일째 나타나는 간 글리코겐의 분해나 2~7일째 나타나는 단백질 분해와 포도당신합성 과정, 7일 이후에 나타나는 케톤 생성을 억제한다. 그렇기 때문에 만일 금식 상태에서 인슐린 분비가 증가한다면, 살아남기 위해 필요한 영양소 대사의 변화가 일어나지 않게 되고, 심한 저혈당이 생겨 생명을 유지할 수 없게 된다.

그러나 다행히도 그런 일은 나타나지 않는다. 대신 췌장의 알

파세포에서 나오는 글루카곤과 부신수질adrenal medulla에서 만들어
지는 에피네프린이라는 2가지 호르몬이 금식 상태에서 몸이 살아
남기 위해 필요한 일을 멋지게 수행한다. 글루카곤은 주로 간에
작용해 포도당을 만드는 과정(글리코겐 분해, 포도당신합성)을 촉진하
고 지방산으로부터 케톤 생산을 증가시킨다. 에피네프린은 지방
조직에서 중성지방이 지방산으로 분해되는 과정을 촉진한다. 이
2가지 호르몬 덕에 금식 중에도 혈당이 유지되고, 뇌 이외의 조직
은 포도당이 아닌 지방산을 연료로 이용하게 되는 것이다.

이상을 요약하면, 음식을 섭취했을 때와 굶었을 때 각각 인슐
린과 글루카곤/에피네프린에 의해 동화작용과 이화작용이 일어
난다. 그런데 어떤 이유에서든 이와 같은 정상적인 사이클이 깨
지면 당뇨병이나 이와 반대인 저혈당 상태가 나타나는 것이다.

췌장 랑게르한스 소도에는 알파세포와 베타세포라는 특수한 세포들이 있는데, 대부분이 베타세포고 소도 바깥쪽에 소수의 알파세포가 자리한다. 베타세포에서 인슐린을 분비시키는 자극으로는 포도당과 류신leucin, 아이소류신isoleucine, 발린valine이라고 부르는 분지형 아미노산branched chain amino acid이 있다. 인슐린은 포도당이 근육에 흡수되어 글리코젠으로 저장되게 하며, 분지형 아미노산들이 근육에 흡수되어 단백질 합성에 이용되게 한다. 글루카곤 분비는 금식 상태에서 증가하는 알라닌에 의해 증가되는데, 이를 통해 간에서 포도당신합성이 증가하는 데 기여한다. 글루카곤은 인슐린 분비를 촉진하는 반면 인슐린은 글루카곤 분비를 억제한다.

## 13.2 당뇨병 상태에서의 영양소 대사 변화

제1형 당뇨병을 치료하지 않으면 금식 상태에서 나타나는 여러 가지 변화가 한꺼번에 나타난다. 즉, 인슐린 생산이 안 되면서 글루카곤 생산이 증가하고, 지방조직에 저장되어 있던 중성지방은 지방산으로 분해되어 혈액 속으로 흘러나온다. 그뿐만 아니라 금식 2일째부터 나타나는 포도당신합성, 7일째부터 나타나는 케톤 생산 등이 한꺼번에 증가한다. 혈당이 심하게 올라가고 이에 따라 탈수가 나타난다. 케톤산이 축적되어 혈액은 산성이 된다. 마치 무정부 상태에서 여러 가지 요구가 한꺼번에 분출되는 것과 비슷한 상태라고 생각하면 된다. 이는 매우 심각한 상태로 수액과 인슐린을 급히 투여해야 하는데, 인슐린을 주더라도 사태가 금방 진정되지 않는다. 상당히 많은 양의 수액과 인슐린을 투여해야만 고혈당이나 케톤산증을 억제할 수 있다. 또한 인슐린을 주면 조직 내로 포도당이 유입되면서 칼륨K+, potassium을 같이 끌고 들어가기 때문에 전해질 상태를 파악해 이를 보충해주는 것은 필수다. 2~3일간 인슐린을 정맥으로 투여하면 인슐린 요구량이 점점 감소하는데, 이때도 인슐린 투여량을 줄이기보다는 포도당을 충분히 투여해 몸을 동화작용 상태로 바꿔주는 것이 좋다.

제2형 당뇨병에서 나타나는 영양소 변화는 이 병 자체가 인슐린 저항성과 인슐린의 상대적 결핍이라는 두 얼굴을 가지고 있기 때문에 상당히 복잡하다. 케톤 생산은 혈액 내 인슐린이 거의 바닥인 상태에서만 나타나며, 제2형 당뇨병의 경우 모자라더라도 어느 정도는 혈액 내에 인슐린이 있기 때문에 케톤산은 검출되지 않는다. 따라서 케톤산 유무가 제1형 당뇨병과 제2형 당뇨병을 구별하는 중요 지표가 된다. 실제 임상에서 처음 보는 환자의 제1형과 제2형 당뇨병을 급히 판별해야 할 때는 소변에서 케톤이 검출되는지를 보면 된다.

제2형 당뇨병인 경우에도 케톤산 외에는 금식 상태나 제1형 당뇨병과 상당히 유사한 변화가 나타난다. 특징적으로 혈액 내 유리지방산 농도가 올라가고, 포도당신합성이 증가해 혈당이 올라가며, 인슐린 저항성으로 인해 인슐린을 투여했을 때 혈당이 감소하는 속도가 정상인에 비해 현저하게 떨어진다. 즉, 제2형 당뇨병에서 나타나는 영양소 대사 변화는, 금식 상태나 제1형 당뇨병에서의 변화와 앞으로 설명할 비만 상태에서의 영양소 대사 변화의 중간쯤이라고 보면 된다.

## 13.3 비만 상태에서의 영양소 대사 변화

비만 상태에서는 특징적으로 인슐린 저항성이 관찰된다. 혈당은 정상이거나 약간 높은 데 반해 혈액 내 인슐린 농도는 2~3배 이상 증가한다. 이와 같은 상태를 몸 안에서 인슐린 작용이 부족하기 때문에, 더 많은 인슐린이 필요해서 베타세포가 더 많은 인슐린을 만들고 있는 상태라고 설명한다.

그렇다면 비만 상태에서는 인슐린 저항성이 왜 생기는 것일까? 지금까지 많은 과학자가 이에 관심을 가지고 연구를 해왔고, 인슐린이 작용하는 수용체나 수용체 결합 이후의 신호 전달 체계 등에 관해 많은 연구를 해왔다. 그러나 현재까지의 연구 결과를 보면, 인슐린 수용체나 신호 전달 체계의 일차적 이상이 비만 상태에서의 인슐린 저항성의 원인인 것 같지는 않다.

금식 상태에서 뇌가 포도당을 쓸 수 있게 하기 위해 다른 조직은 포도당 대신 지방산으로부터 에너지를 얻는다. 이를 위해 지방조직에 저장된 중성지방이 분해되며 지방산이 만들어져 혈액 내로 방출되는데, 비만 상태에서도 이와 비슷하게 혈액 내 지방산 농도가 증가되어 있다. 오래전인 1960년대에 영국의 생화학자 랜들Randle 교수는 혈액 내 지방산이 증가하면 근육에서의 포도당 이용이 감소하는 것을 발견했고, 이를 "포도당 지방산 순환

glucose-fatty acid cycle"이라고 이름 붙였다.[86] 이후 사람이나 동물에서 혈액 내 지방산 농도를 증가시키면 포도당 이용이 감소한다는 것이 여러 연구자에 의해 증명되었다.

우리 연구팀에서도 1988년에 관련 연구를 수행해 발표했다. 우리 연구 내용을 간단히 소개하면, 인슐린 저항성을 측정하는 방법 중 포도당 클램프 기법glucose clamp technique이라는 것이 있는데, 10명의 정상인을 대상으로 같은 사람에게 실험군과 대조군 실험을 수행했다. 금식 중인 환자의 영양 보충을 위해 병원에서 자주 쓰는 중성지방 주사제가 있는데, 실험군의 경우 중성지방 주사제와 혈관 내에서 지방 분해를 촉진하는 약물인 헤파린heparin을 같이 투여해 혈액 내 지방산 농도를 증가시켰다. 같은 사람에게 식염수를 투여한 대조군 실험에 비해 간에서의 포도당 생산이 뚜렷하게 증가했고, 말초 조직에서의 포도당 이용률이 감소해 인슐린 저항성이 나타났다.[87]

그러나 다른 사람들의 연구에 따르면, 인슐린을 투여하지 않은 기저 상태에서는 혈액 내 지방산 농도와 포도당 대사율 사이에 그렇게 좋은 상관관계가 증명되지 않았고, 이에 따라 포도당 지방산 순환이 인슐린 저항성에 미치는 영향이 일반적이지 않을 것이라

86   Randle PJ, Garland PB, Hales CN, Newsholme EA. The glucose fatty-acid cycle. Its role in insulin sensitivity and the metabolic disturbances of diabetes mellitus. *Lancet*. 1963;1(7285):785-789.
87   Lee KU, Lee HK, Koh CS, Min HK. Artificial induction of intravascular lipolysis by lipid-heparin infusion leads to insulin resistance in man. *Diabetologia*. 1988;31(5):285-290.

는 지적이 있었다. 당시 지방산이 혈액 안뿐만 아니라 골격근조직 안에도 중성지방의 형태로 저장되어 있다는 보고들이 있었고,[88] 이에 우리는 골격근 안에 저장된 중성지방이 국소적으로 분해되어 포도당 지방산 순환을 증가시킴으로써 비만한 동물에서 인슐린 저항성을 만들 것이라는 생각을 하고 실험했다.

복잡한 얘기는 생략하고 결론을 얘기하자면, 우리의 이 생각은 증명되지 않았다. 우리 실험을 통해 중성지방이 골격근 안에 과다 축적되는 것이 원인으로 작용해 인슐린 저항성을 초래하는 것이 아니라, 지방산이 잘 이용되지 않는 것이 원인으로 작용해 골격근 안에 중성지방이 축적된다는 것을 알게 되었다.[89] 지방산이 세포 내에서 이용되기 위해서는 미토콘드리아라는 세포소기관 intracellular organelle에서 산화되어야 하는데, 비만 동물에서는 미토콘드리아에서의 지방산 산화가 감소되어 있었다. 다른 팀의 연구에서도 골격근조직에서의 미토콘드리아 기능 이상이 인슐린 저항성의 일차적 원인일 가능성이 제시되었고,[90][91] 지방이 많은 음식을 장기적으로 실험 쥐에 투여해 비만 상태를 만들자 미토콘드

88  Perseghin G, Scifo P, De Cobelli F, et al. Intramyocellular triglyceride content is a determinant of in vivo insulin resistance in humans: a 1H-13C nuclear magnetic resonance spectroscopy assessment in offspring of type 2 diabetic parents. *Diabetes*. 1999;48(8):1600-1606.

89  Kim CH, Kim MS, Youn JY, et al. Lipolysis in skeletal muscle is decreased in high-fat-fed rats. *Metabolism*. 2003;52(12):1586-1592.

90  Petersen KF, Dufour S, Befroy D, Garcia R, Shulman GI. Impaired mitochondrial activity in the insulin-resistant offspring of patients with type 2 diabetes. *N Engl J Med*. 2004;350(7):664-671.

91  Sparks LM, Xie H, Koza RA, et al. A high-fat diet coordinately downregulates genes required for mitochondrial oxidative phosphorylation in skeletal muscle. *Diabetes*. 2005;54(7):1926-1933.

리아에서의 지방산 산화 능력이 떨어진다는 것이 밝혀졌다. 이상을 종합하면 미토콘드리아에서의 지방산 산화 능력이 감소하면 지방산이 ATP로 산화되지 못하는 대신 세라마이드 같은 지방산 대사산물로 바뀌고, 이것이 인슐린 신호를 방해해 인슐린 저항성을 유발하는 것이라 생각된다. 하지만 서로 상반된 이론인 '포도당 지방산 순환 가설'과 '미토콘드리아 지방산 산화 부족' 간에 어떤 관계가 있는지, 이들이 어떻게 비만 개체에서 인슐린 저항성을 만드는지는 아직 확실히 밝혀지지 않았다.

정상 개체의 경우 음식을 먹고 나면 인슐린의 작용에 의해 먹은 음식이 몸에 저장되는 한편, 저장되고 남는 포도당을 우선적으로 이용해 에너지를 얻는다. 이에 반해 굶으면 점점 지방산을 이용해서 에너지를 얻는 방향으로 바뀐다. 포도당을 이용할지 지방산을 이용할지는 각각의 세포마다 다른데, 예를 들어 뇌는 어떠한 상태에서도 포도당만 이용하려 하는 데 반해 간은 주로 지방산을 이용한다. 이에 반해 근육은 굶을 경우에는 지방산을 주로 쓰지만, 음식을 먹은 경우에는 포도당을 글리코겐으로 저장하면서 일부 포도당을 산화해서 에너지를 얻는다. 이에 따라 우리 몸에서 무게가 제일 많이 나가면서 대사가 활발한 근육이 전신의 전반적인 영양소 대사가 동화작용 쪽인지 이화작용 쪽인지를 가늠하는 가장 중요한 기관이 된다.

전신적인 영양소 대사가 어떤 상태인지 판단하는 방법으로 간접 칼로리메트리indirect calorimetry라는 기계를 이용해 호흡지수 respiratory quotient를 측정한다. 호흡을 하는 동안 소모되는 산소와 생산되는 이산화탄소의 비$CO_2$ production/$O_2$ consumption를 재는 방법 이다. 포도당이 산화하기 위해서는 한 분자의 산소가 한 분자의 이산화탄소가 되는데, 지방산이 산화되기 위해서는 한 분자의 산 소에서 0.7~0.8분자의 이산화탄소가 나온다는 생화학적 이론을 바탕으로 만든 기계다. 동화작용이 강할수록 이 지수가 1에 가까 워지고, 이화작용이 심할수록 이 지수가 1에서 멀어진다. 정상 개 체의 경우 식사를 하고 나면 이 지수가 1에 가까워지고, 금식을 하 면 0.7 쪽으로 1에서 멀어진다. 그런데 비만 개체에서는 이와 같 은 변화가 잘 일어나지 않고, 음식을 먹거나 굶는 것과 상관없이 주로 지방산을 산화하는 방향으로 고정되어 변화를 보이지 않는 다. 이와 같은 현상을 대사적 부적응성metabolic inflexibility이라고 부 르는데,[93] 아직까지 이와 같은 현상이 나타나는 기전은 정확히 밝 혀지지 않았다. 이 문제와 앞에서 얘기한 포도당 지방산 순환 가 설, 미토콘드리아 지방산 산화 부족 간에 어떤 관계가 있는지에 대해 앞으로 더 많은 연구가 필요할 것이다.

그렇다면 왜 비만 상태에서는 혈액 내 지방산이 증가한 것일 까? 일반적으로 비만 상태에서는 지방조직이 많기 때문에 지방조 직에서 만들어지는 지방산이 많다고 설명하는데, 이것은 구차한

---

93  Kelley DE, Mandarino LJ. Fuel selection in human skeletal muscle in insulin resistance: a reexamina-
tion. *Diabetes*. 2000;49(5):677-683.

설명인 것 같다. 중성지방이 분해되어 지방산이 만들어진다면 왜 비만한 사람은 계속 살이 빠지지 않고 유지될까?

제2형 당뇨병의 제일 중요한 원인인 비만에서 인슐린 작용이 감소되어 있다는 것은 잘 알려진 사실이다. 인슐린의 중요한 작용에 체지방을 저장하는 것이 포함되는데 인슐린 저항성이 있다면, 체지방을 저장하는 능력 역시 감소되어 있어야 한다. 실제로 비만 상태에서는 인슐린에 의한 체지방 저장 능력이 감소되어 있고, 이에 따라 혈액 내 지방산이 증가되어 있다. 그런데 왜 살은 빠지지 않고 찐 상태로 있는 것일까?

사실 꼬리에 꼬리를 무는, 질문 자체가 잘 이해되지 않을 정도로 복잡한 문제다. 나는 이 문제에 대해 상당히 오랫동안 고민해 왔는데, 한 연구 결과를 보고 이와 같이 복잡한 일어 나타나는 기전을 어느 정도 이해할 수 있게 되었다. 피마 인디언을 대상으로 한 연구였는데, 이 사람들에게 비만이 매우 흔하다는 것은 앞에서 설명했다. 이들이 살이 찌고 있는 상태에서는 전신의 호흡지수가 동화작용 쪽이며 인슐린 작용이 증가(인슐린 저항성의 감소)되어 있지만, 더 이상 살이 찌지 않는 상태에서는 몸의 대사가 이화작용 쪽으로 바뀐다는 연구였다.[94] 즉, 비만과 살이 찌고 있는 상태는 서로 다르며, 비만은 살이 찔 만큼 쪄서 살이 빠지려고 하는 상태인

94  Ravussin E, Swinburn BA. Metabolic predictors of obesity: cross-sectional versus longitudinal data. *Int J Obes Relat Metab Disord*. 1993;17 Suppl 3:S28-31; discussion S41-22.

것이다. 달도 차면 기운다고, 비만 상태는 살이 빠지려는 상태이기 때문에 인슐린이 제 기능을 잘하면 안 되는 것이다. 이에 반해 살이 빠진 상태는 살이 찌려고 하는 상태이기 때문에 이 경우에는 인슐린 작용도 좋아지고 지방산 중심의 영양소 대사가 포도당 중심의 대사로 전환되는 것이다. 비만한 사람의 살이 계속 빠지지 않는 것은 살이 어느 정도 빠지면 다시 찌려는 반응이 나타나는 것이라고 이해하면 된다.

선사의 화두처럼 어려운 이런 내용을 일반 독자가 완전히 이해하기는 힘들 수도 있다. 그렇지만 이를 비만한 환자의 치료에 적용한다면 쉽게 응용할 수 있는 일이 생긴다. 많은 양의 체지방을 감소시키지 않고 현재 체중에서 3~5kg만 빼서 유지해도 몸은 살이 찌고자 하는, 즉 동화작용 상태로 바뀌고, 인슐린 저항성(인슐린의 상대적 부족)이 해소될 것이라는 얘기다.

잘 알려져 있듯이 비만한 사람이 살을 빼기는 쉽지 않다. 지방조직에서 만들어지는 렙틴leptin이라는 물질이 뇌 시상하부에 작용해 조금만 살이 빠져도 다시 체지방을 증가시키는 본능을 작동시킨다. 오랜 시간에 걸쳐 20kg 이상을 빼는 의지력이 강한 사람들도 있지만, 대개는 다이어트를 하다 실패한다. 하지만 미용 관점에서는 다를 수 있으나 영양소 대사 관점에서 보면, 건강을 유지하는 데는 꼭 많은 양의 체지방을 감소시키지 않아도 상관없다는 상당히 반가운 얘기가 된다.

# 14. 당뇨병은 왜 생기나?

## 14.1 제1형 당뇨병의 발병 기전

당뇨병에는 인슐린의 절대적 결핍이 특징인 제1형 '인슐린 의존형' 당뇨병, 인슐린 저항성 또는 인슐린의 상대적 부족이 특징인 제2형 '인슐린 비의존형' 당뇨병 2가지가 있다. 췌장pancreas은 우리가 먹은 음식 중 특히 지방 성분을 소화시키는 소화효소 pancreatic lipase를 생산하는 기관인데, 1869년에 랑게르한스라는 학자가 소화효소를 만드는 췌장 세포들 사이에 작은 섬islet(소도)이라고 부를 만한 구조물이 있다는 것을 발견했고, 이후 연구에서 랑게르한스 소도Langerhan's islet(췌장 소도) 안에 각각 인슐린, 글루카곤, 소마토스타틴이라는 서로 다른 호르몬을 만드는 특수 세포들이 있다는 것을 알게 되었다. 인슐린은 이들 중 베타세포에서 만들어지는데, 이 베타세포가 선택적으로 파괴되면 혈액 내 인슐린이 결핍돼 '인슐린 의존형' 또는 '제1형' 당뇨병이 발생한다.

베타세포의 선택적 파괴를 유발하는 원인으로는 환경 독소, 바이러스 그리고 유전적 인자가 있다. 베타세포 파괴를 유발하는 환경 독소로는 지금도 실험실 생쥐에서 당뇨병을 만드는 화학물질로 많이 쓰이는 스트렙토조토신streptozotocin이 대표적인 물질이며, 이 외에 베이커vacor라는 물질도 있다. 베이커는 1970년 중반에 우리나라의 농촌에 쥐를 잡는 약으로 보급되었는데, 이 약을 먹고 자살을 시도한 사람들에게서 당뇨병이 집단적으로 발생했고, 이

를 전남의대 교수로 계시다가 최근 작고하신 이태희 선생님이 처음 발견해 학계에 보고했다.[95]

한편 베타세포를 파괴하는 바이러스에 관해서는 몇 년 전에 작고하신 재미 한인 과학자 윤지원 선생님이 1979년에 급성 당뇨병으로 사망한 환자의 췌장에서 콕사키 바이러스Coxackievirus B4라는 바이러스를 분리한 후, 쥐에서 이 바이러스가 당뇨를 유발한다는 것을 보고해 학계의 큰 반향을 일으킨 바 있다.[96] 아마도 자연계에는 이와 같은 독성 물질이나 바이러스가 상당히 많을 것이나, 아직 그 실체가 충분히 밝혀지지 않은 상태다.

현재 환경 독소나 바이러스보다 더 널리 인정된 학설은 유전적 인자의 이상으로 인한 '자가 면역autoimmunity' 기전이다. HLA라는 면역 기능을 조절하는 유전자가 있는데, 특정 HLA형을 가진 사람의 면역계immune system가 자기의 췌장 베타세포를 적이라고 잘못 인지한다. 이와 같은 상태를 일반적으로 자가 면역 질환이라고 부르는데, 대표적인 것이 류머티스 관절염과 보통 루푸스lupus라고 부르는 선천성 홍반성 낭창systemic lupus erythematosus이라는 희귀 질환이다. 그러나 일반적으로 유전적 성향을 판단하는 방법으로 인

---

95  Chung PW, Chung MY, Lee TH, Kim SH, Yoon JR. Glomerulopathy in vacor-induced diabetic mongolian gerbil. *J Korean Diabetes Assoc.* 1991;15(1):79-83.

96  Yoon JW, Austin M, Onodera T, Notkins AL. Isolation of a virus from the pancreas of a child with diabetic ketoacidosis. *N Engl J Med.* 1979;300(21):1173-1179.

정된 일란성쌍생아에서의 일치율concordance rate(쌍둥이의 한쪽이 지닌 일정한 형질이 상대방 쌍둥이에게 나타나는 비율)은 30% 정도밖에 안 되기 때문에 이 병의 유전적인 성향이 제2형 당뇨병만큼 높지는 않다.

인슐린 의존형 당뇨병을 진단하기 위해 베타세포에서 인슐린과 같이 분비되는 C-펩타이드C-peptide의 양을 혈액이나 소변에서 측정해 인슐린 결핍 정도를 가늠할 수 있다. 한편 자가 면역 기전을 나타내는 지표로 췌장 베타세포에 대한 자가 항체autoantibody라는 것을 측정하고 있다. 처음에는 췌장 소도와 환자의 혈청을 직접 반응시키는 방법anti-islet cell antibody(항소도세포항체)을 쓰다가, 근래에는 GADglutamic acid decarboxylase라는 물질과 반응시키는 방법을 많이 쓰고 있다.

1997년 미국당뇨병학회에서는 '인슐린 의존형'이라는 용어 대신 제1형 당뇨병으로 쓰도록 진료 지침을 변경했다. 이와 같은 변경은 인슐린 의존형이라는 용어가 임상적으로 인슐린 부족이라는 현상만을 의미하기 때문에 질병의 원인을 정확히 얘기하지 못한다는 사실에 근거하고 있다. 제1형 당뇨병 환자의 일부에서 발병 초기에는 임상적으로 '인슐린 비의존형'으로 보이다가 시간이 점점 지나면서 완전한 '인슐린 의존형' 당뇨병으로 진행하는 사람들이 있는데, 이들을 진단하기 위해서는 항GAD 항체anti-GAD antibody 등을 측정해야 한다. 이들 환자를 발병 초기에 보면 임상적으로는 '인슐린 비의존형'이지만 병의 원인별로는 항GAD 항체가 검출되는 제1형 당뇨병으로 판단되고, 실제 이들의 경과를 몇 년 동안 관찰하면 이들 중 상당수가 완전한 '인슐린 의존형' 당뇨병으로 진행한다. 이러한 경우 제1.5형 당뇨병으로 분류하기도 하는데, 그렇다고 모든 인슐린 의존형 당뇨병 환자에서 항GAD 항체가 양성인 것은 아니기 때문에 실제 환자의 병형을 분류하는 데 어려움이 있다.

## 14.2 제2형 당뇨병의 발병 기전

제1형 당뇨병은 인슐린을 만드는 베타세포의 파괴 때문이라는 사실이 잘 확립된 반면, 제2형 당뇨병이 왜 생기는지에 대해서는 아직 논란의 여지가 많다. 그러나 제2형 당뇨병 환자의 일란성쌍둥이에서 몇 년 이내에 당뇨병이 발생할 확률이 거의 100%로 제1형 당뇨병보다 훨씬 높아, 이 병의 발생 기전에 유전적 소인이 강하게 작용할 가능성이 크다. 하지만 우리나라를 포함한 전 세계적으로 지금까지 시행해온 유전학적 검사에서 뚜렷한 단일 원인 유전자는 밝혀지지 않았다. 1957년에 얄로Yalow 박사가 대부분의 당뇨병 환자에서 혈액 내 인슐린 양이 정상인에 비해 더 많다는 사실을 밝힌 이후, 인슐린이 몸 안에서 정상적인 기능을 못 하는 상태insulin resistance (인슐린 저항성)가 이 병의 원인 기전이라는 것이 많은 사람이 지지하는 학설이 되었다.

### 인슐린 저항성과 피마 인디언 이야기: 절약 유전자 가설

미국 정부는 19세기에 그때까지의 아메리카 원주민에 대한 적대 정책을 철회하고 원주민들이 인디언 보호구역Indian reservation (인디언 자치구)만 벗어나지 않으면 먹고 살 걱정을 하지 않게 해주겠다는 정책을 발표했다. 피마 인디언은 우리가 잘 알고 있는 '아파치' 인디언이나 '수' 인디언과 같이 미국에 살고 있는 원주민의 한 부족인데, 지금도 미국 애리조나에 주로 살고 있다. 그런데 인디언 보호구역 정책이 본격화된 2차 세계 대전 이후 놀라운 일이 벌어졌다. 이들 대부분에서 극심한 비만과 제2형 당뇨병이 발생한 것이다. 이에 미국 국립보건원National Institute of Health; NIH에서는 이들에게 당뇨병이 나타나는 기전을 연구하기 위한 연구소를 세우고 체계적인 연구에 돌입했다. 아직도 이 연구는 진행형인데, 그중 제일 중요한 결과를 요약하면, 이들 중 상당수에게 당뇨병이 나타나기 훨씬 전에 '인슐린 저항성'이 나타나며, 이 사람들이 전당뇨병prediabetes 상태를 거쳐 당뇨병으로 진행한다는 것이다.

이 부족은 대부분의 다른 미국 원주민들과 마찬가지로 버팔로(미국 들소)를 사냥해 먹고 살아 왔다. 농경이나 목축 사회와 비교해서 수렵 사회의 특징을 한마디로 얘기하면 먹을 수 있는 음식을 예측하지 못한다는 점이 될 것이다. 즉, 수렵 시대에는 먹을 것을 일정하게 구할 수 없었기 때문에 먹은 음식을 몸 안에 저장하는 능력이 큰 사람들이 살아남을 확률이 높았을 것이다.[97][98] 즉, 음식이 생겼을 때 먹은 음식을 몸에 체지방 형태로 저장할 수 있는 능력이 부족한 사람들은 멸종한 반면, 저장할 수 있는 능력이 큰 유

97  Neel JV. Diabetes mellitus: a "thrifty" genotype rendered detrimental by "progress"? *Am J Hum Genet.* 1962;14:353-362.
98  이와 같은 일은 수렵 시대에만 국한된 것은 아니다. 경제력이 낮은 저개발 사회에서는 지금도 적용되는 이야기다.

전자 thrifty genotype(절약 유전자; 근검 유전자)를 가진 사람들은 선택적으로 살아남아 자손을 늘려 지금에 이르렀을 것이다. 이런 사람들이 갑자기 콜라와 햄버거로 대표되는 인스턴트식품을 많이 먹고, 버팔로 사냥을 위해 뛰어다니던 생활을 하지 않으면서 비만과 당뇨병이 급증했다는 것이 대략적인 설명이다. 그렇다면 비슷한 상황의 다른 인디언 부족에서는 왜 이런 일이 나타나지 않았을까 하는 의문이 남지만, 현대 사회가 되면서 비만과 당뇨병이 늘어나는 현상을 설명할 수 있는 중요한 학설 중 하나다.


## 인슐린 분비의 상대적 부족 및 베타세포 기능 이상


미국 시애틀의 포르테Porte 교수로 대표되는 다른 그룹의 학자들은 지금까지 설명한 인슐린 저항성이 아니라, 베타세포의 어떤 기능적 이상이 제2형 당뇨병의 일차적 원인이라고 주장했다.[99][100] 이 책의 앞부분에서 대부분의 당뇨병 환자의 혈액 내 인슐린의 양이 정상인에 비해 증가되어 있다는 얘기를 했는데, 이들은 반대로 포도 당 투여 후 인슐린 분비가 감소된 사실에 주목했다. 이들의 주장에 따르면 비록 공복 상태의 혈액 내 인슐린 양은 제2형 당뇨병 환자에서 더 증가했지만, 포도당을 투여한 후 인슐린을 재

**99**  Porte D, Jr. Banting lecture 1990. Beta-cells in type II diabetes mellitus. *Diabetes*. 1991;40(2):166-180.
**100**  Ward WK, Beard JC, Halter JB, Pfeifer MA, Porte D, Jr. Pathophysiology of insulin secretion in non-insulin-dependent diabetes mellitus. *Diabetes Care*. 1984;7(5):491-502.

보면 정상인에서 10~30분 안에 나타나는 초기 인슐린 분비의 증가acute insulin response to glucose가 당뇨병 환자에서는 보이지 않는다는 것이다.

제2형 당뇨병에서 베타세포에 기능적 이상이 있다는 다른 증거로는, 이들 환자의 혈액에서 인슐린 전구물질proinsulin이 상당히 높게, 전체 인슐린 농도의 30% 정도까지 측정된다는 것이다.[101] 인슐린 전구물질은 정상적인 인슐린으로 완성되기 전 단계의 성숙되지 않은 인슐린을 말하는데, 혈액 안에 성숙되지 않은 인슐린 전구물질이 존재한다는 것으로부터 베타세포에 일차적인 기능 이상이 있다는 것이 시사된다.[102] 또 한 가지 재미있는 현상으로는 아밀린amylin 또는 IAPP라고 부르는 물질이 제2형 당뇨병 환자의 췌장 베타세포에 침착된다는 것을 들 수 있다. 지금으로부터 100년도 넘은 1900년 초에 당뇨병 환자의 베타세포 내에 정체를 알 수 없는, 전분처럼amyloid 분홍색으로 염색되는 변질된 조직이 있다는 것이 알려졌으나[103] 그 의미를 모르고 지내왔는데, 1989년에 인슐린과 같이 분비되는 아밀린이라는 호르몬이 어떤 이유에서인지 분비되지 않고 베타세포에 축적되어 있다는 것이

101  Gorden P, Hendricks CM, Roth J. Circulating proinsulin-like component in man: increased propor-tion in hypoinsulinemic states. *Diabetologia*. 1974;10(5):469-474.
102  Choi CS, Kim CH, Lee WJ, Park JY, Hong SK, Lee KU. Elevated plasma proinsulin/insulin ra-tio is a marker of reduced insulin secretory capacity in healthy young men. *Horm Metab Res*. 1999;31(4):267-270.
103  Opie EL. The Relation Oe Diabetes Mellitus to Lesions of the Pancreas. Hyaline Degeneration of the Islands Oe Langerhans. *J Exp Med*. 1901;5(5):527-540.

알려졌다.[104]

조금 다른 얘기지만 우리 실험실에서 약 15년 전, 일본에서 개발한 OLETF 쥐라는 비만 쥐에서 당뇨병이 발생하는 동안 췌장 소도의 변화를 관찰한 적이 있다.[105] 이 쥐는 어릴 때부터 매우 뚱뚱하지만 생후 8~9개월이 될 때까지는 당뇨병이 생기지 않는다. 일반적으로 몸에서 인슐린 작용이 감소한 인슐린 저항성 상태에서는 이를 극복하기 위해 베타세포에서 인슐린 분비가 늘어난다. 이를 뒷받침하듯 인슐린 저항성은 있으나 당뇨병이 발생하기 전인 생후 6개월째에 베타세포의 양이 대조 쥐에 비해 많이 증가했다. 이에 비해 당뇨병이 발생한 생후 10개월의 쥐에서는 베타세포 양이 급격히 줄어들었다.

이와 같은 현상이 나타나는 이유 역시 아직 정확히 밝혀지지 않았다. 하지만 인슐린 저항성을 극복하기 위해 베타세포가 너무 무리하게 일하다 지쳐서 죽거나, 인슐린 저항성 상태에서 혈액 내에 증가한 유리지방산 때문에 손상되는 것일 가능성이 높다.[106]

104  Roberts AN, Leighton B, Todd JA, et al. Molecular and functional characterization of amylin, a peptide associated with type 2 diabetes mellitus. *Proc Natl Acad Sci U S A.* 1989;86(24):9662-9666.
105  Koh EH, Kim MS, Park JY, et al. Peroxisome proliferator-activated receptor (PPAR)-alpha activation prevents diabetes in OLETF rats: comparison with PPAR-gamma activation. *Diabetes.* 2003;52(9):2331-2337.
106  Hauck AK, Bernlohr DA. Oxidative stress and lipotoxicity. *J Lipid Res.* 2016;57(11):1976-1986.

이처럼 인슐린 분비 이상을 주장하는 학자들과 인슐린 저항성을 주장하는 학자들 사이에 서로를 반박하는 활발한 논쟁이 오랫동안 이어져 오고 있다. 그러나 당뇨병의 발생에는 인슐린 저항성과 베타세포의 기능 이상 둘 다 필요할 것 같다는 것이 나의 생각이다. 황희 정승 같은 비겁한 얘기이기는 하나, 식생활의 서구화가 진행되면서 비만 발생이 늘면 인슐린 저항성이 나타나는데, 이를 극복하기 위해서는 베타세포에서 인슐린 분비가 증가해야 한다. 인슐린 분비가 충분히 증가하면 비만 상태라도 당뇨병이 발생하지 않으나, 그렇지 못한 사람에게는 당뇨병이 발생할 것이다.

## 우리나라 제2형 당뇨병 환자의 특징

나의 은사이신 민헌기 선생님은 오래전부터 우리나라 당뇨병 환자들의 특징과 서구인의 특징이 다르다고 말씀하셨다. 미국의 당뇨병 교과서를 보면 제2형 당뇨병 환자의 70~80%가 비만형이라고 기록되어 있는데, 선생님의 경험으로 보면 우리나라의 경우 몸무게가 많이 나가는 환자가 그리 많지 않다는 것이었다. 실제로 우리나라의 경우 비비만형 당뇨병 환자가 반이 넘는데 이에 대해서는 제1부에서 설명했다.

1991년 영국의 헤일즈Hales 교수 팀이 이와 관련한 흥미로운 연구 결과를 영국 의학 저널British Medical Journal에 발표했다.[107] 영국의 한 지방에 살던 한 산파가 1920년부터 1930년까지 10년 동안 태어난 남자아이들의 출생 시 및 생후 1년째의 체중을 기록했다. 이들이 64세가 되었을 때 헤일즈 교수 팀이 468명을 다시 조사했는데, 생애 초기의 저체중underweight이 제2형 당뇨병 및 고혈압과 강하게 연관되어 있었다. 헤일즈는 이와 같은 현상을 설명하기 위해 절약 유전자 가설과는 조금 다른 절약 형질thrifty phenotype 가설을 주장했다. 즉, 태생기나 출생 초기에 기아에 노출될 경우 영양소 대사의 질적 변화가 일어나 부족한 영양소를 아껴 쓰고 이를 저장하도록 몸이 바뀌는데, 이런 아기들이 어른이 되어 먹을 음식이 풍부해지면 비만이나 당뇨병, 고혈압이 잘 생긴다는 것이다. 이와 비슷하게 최근에도 2차 세계 대전 말기인 1944년부터 1945년까지 네덜란드에 살면서 기아에 노출되었던 0세에서 21세까지의 사람들에서 성인이 된 후 당뇨병 발생이 증가했다는 보고가 있었다.[108]

불행히도 우리나라의 산부인과 병원이나 산파들은 출생 시 체중을 적는 일을 하지 않았었기 때문에 이 가설이 우리나라에서도 성립되는지는 검증을 할 수 없었다. 다만 우리나라도 2차 세계 대

107   Hales CN, Barker DJ, Clark PM, et al. Fetal and infant growth and impaired glucose tolerance at age 64. *BMJ*. 1991;303(6809):1019-1022.
108   van Abeelen AF, Elias SG, Bossuyt PM, et al. Famine exposure in the young and the risk of type 2 diabetes in adulthood. *Diabetes*. 2012;61(9):2255-2260.

전이나 6.25 전쟁을 겪었고, 1960년대까지만 해도 기아 상태였던 사람이 많았기 때문에 절약 형질 가설이 최근 우리나라에서의 폭발적인 당뇨병의 증가에 기여했을 가능성은 여전히 남아 있다. 하지만 제1부에서 설명했듯이, 우리나라나 일본 사람들에서는 체중이 늘면서 생기는 인슐린 저항성을 극복하기 위해 나타나는 인슐린 분비 증가가 체질적, 유전적으로 서구인에 비해 부족할 가능성이 제일 높다.[그림 4] 즉, 식생활의 서구화가 지금 속도로 계속 진행되고 콜라와 햄버거로 대표되는 미국식 식사가 계속 증가한다면, 우리나라에서도 미국에 사는 일본인 3세의 경우와 같이 지금보다 훨씬 더 많은 사람에게서 당뇨병이 나타날 것이다.


## 인슐린 저항성의 발생 기전


제2형 당뇨병, 특히 비만한 당뇨병 환자에게 인슐린 저항성이 나타나는 이유를 찾기 위해 그동안 많은 연구가 있었지만, 아직 확실히 밝혀지지 않은 상태다. 그중 몇 가지에 대해서만 요약해서 설명하기로 한다.


내가 당뇨병에 대한 기초의학 연구를 시작한 1980년대 초에 가장 많은 사람이 관심을 가졌던 것은 인슐린 수용체insulin receptor라는 물질이었다. 호르몬에 대한 반응이 나타나기 위해서는 반응이 나타나는 세포의 핵이나 세포막에 있는 수용체와 그 호르몬이 붙어야 하는데, 인슐린 수용체는 세포막에 있다. 1970년 초에 미국 국립보건원의 로스 박사 팀이 처음으로 뚱뚱한 당뇨 쥐의 간 조직에서 인슐린과 붙을 수 있는 인슐린 수용체의 양이 감소된 것을 발견했고,[109] 이후 뚱뚱한 사람의 백혈구에서도 인슐린 수용체의 양이 감소했다는 것을 발견했다.[110] 인슐린 수용체의 양 감소가 인슐린 저항성의 일차적 원인일 것이라는 이 학설은 선풍적인 인기를 끌었고, 특히 소량의 혈액에서 간단히 얻을 수 있는 적혈구에도 인슐린 수용체가 있다는 것이 알려지면서 많은 연구가 이루어졌다. 그러나 인슐린 자체에 의해 인슐린 수용체의 양이 감소할 수 있고, 인슐린 수용체의 양 감소가 사실은 비만이나 제2형 당뇨병 환자의 혈액 내 인슐린 농도가 높기 때문에 나타나는 이차적인 현상이라는 것이 알려진 이후[111] 이에 대한 관심이 점차 줄어들었다.

그러나 무엇인지는 모르지만 인슐린 수용체 작용 이후 어떤 결함(수용체 후 결함 post-receptor defect)이 생기고, 이것이 인슐린 저항성의 원인 기전이 될 것이라는 믿음을 가지고 많은 사람이 연구를 수행했고, 1985년 화이트 등에 의해 인슐린에 의해서 인산화가 증

109 Kahn CR, Neville DM, Jr., Roth J. Insulin-receptor interaction in the obese-hyperglycemic mouse. A model of insulin resistance. *J Biol Chem*. 1973;248(1):244-250.

110 Archer JA, Gorden P, Roth J. Defect in insulin binding to receptors in obese man. Amelioration with calorie restriction. *J Clin Invest*. 1975;55(1):166-174.

111 Soman VR, DeFronzo RA. Direct evidence for downregulation of insulin receptors by physiologic hyperinsulinemia in man. *Diabetes*. 1980;29(2):159-163.

가하는 인슐린 수용체 기질insulin receptor substrate의 존재가 밝혀졌다.[112] 이후에도 인슐린이 세포에 작용하는 데 관여하는 수많은 물질이 발견되었고, 그때마다 이와 같은 물질들의 일차적인 변화가 인슐린 저항성을 설명할 수 있을 것이라는 희망이 유행처럼 번지곤 했다.

이와 같은 학설 중 한동안 유행한 골격근의 글리코젠 합성 효소 glycogen synthase 설에 대해서 잠깐 설명하도록 하자. 이 학설은 포도당 클램프 기법glucose clamp technique이라는 방법을 이용해 체내에서 포도당 대사를 측정했을 때, 양적으로 제일 큰 부분을 차지하는 골격근에서의 포도당 저장에 관여하는 글리코젠 합성 효소의 기능 이상이 인슐린 저항성의 일차적 원인이라고 보았다.

앞에서 나는 인슐린의 작용으로 혈당 감소 능력 외에도 여러 가지가 있다고 설명했다. 하지만 대부분의 학자들이 아직도 관심을 보이는 것은 인슐린에 의한 혈당 감소 능력으로, 어떻게 하면 이것을 정량적으로 측정할 것인가에 대해 많은 관심을 가져왔다. 혈당과 관련한 인슐린 저항성 상태를 가장 쉽게 판별할 수 있는 방법은 혈액 내에 있는 포도당과 인슐린을 같이 재는 것이다. 당뇨병이 없는 뚱뚱한 사람의 경우 혈당은 정상이지만 혈액 내 인슐

---

112 White MF, Maron R, Kahn CR. Insulin rapidly stimulates tyrosine phosphorylation of a Mr-185,000 protein in intact cells. *Nature*. 1985;318(6042):183-186.

린 농도는 마른 사람에 비해 3~4배 높다. 이와 같은 경우 인슐린 저항성이 있고, 이것을 극복하기 위해 췌장에서 인슐린을 많이 만들어낸다고 설명한다. 당뇨병이 없는 정상인에서의 혈당은 서로 비슷하기 때문에 혈액 내 인슐린 농도를 혈당으로 나누면 뚱뚱한 사람이 마른 사람에 비해 더 높게 나오고, 이것이 가장 쉽게 인슐린 저항성이 있음을 보이는 지표가 된다. 조금 더 나아가 외부에서 인슐린을 일정량 주고 포도당이 얼마나 빠른 속도로 감소하는지를 보는 방법이 있다. 이 책을 읽는 독자 중 의사들은 기억하고 있을, 뇌하수체 호르몬 자극 검사 중 인슐린으로 저혈당을 유발하고 코티졸cortisol과 성장호르몬growth hormone의 증가를 보는 것과 같은 방법이다. 이것 역시 자주 저혈당을 유발한다는 불편함을 제외하면 상당히 재현성reproducibility이 좋은 방법이다.

그러나 대상이 정상인이 아닌 당뇨병 환자일 때는 문제가 복잡해진다. 정상인과 달리 당뇨병 환자는 혈당이 높기 때문에 단순히 혈액 내 인슐린 농도를 혈당으로 나누거나, 인슐린을 일정량 주고 얼마나 빠른 속도로 혈당이 떨어지는지 보는 것만으로는 정량적quantitative으로 그 사람의 인슐린 감수성[113]을 판단할 수 없다.

1979년 데프론조DeFronzo라는 학자가 포도당 클램프 기법을 처

---

113  인슐린 저항성의 반대 개념으로 몸에서 인슐린 작용이 얼마나 좋은지를 나타내는 지표.

음 제안했다.[114] 인슐린을 지속적으로 정맥 주사해 혈액 내 인슐린 농도를 정상인에서보다 10배 내지는 수백 배 높게 올려놓은 상태에서, 혈당을 정상으로 유지하려면 외부에서 포도당을 얼마나 주입해야 하는지를 측정하는 방법이다. 예를 들면 욕조의 하수구가 막혔는지 알아보기 위해 미리 물을 채워 일정 수위를 만든 후, 하수구를 열어놓고 그 수위를 유지하기 위해 외부에서 투여해야 하는 물의 양을 측정하는 방법과 같다.

이 방법으로 인슐린 감수성을 측정하기 위해서는 5분에서 10분마다 채혈을 하고 그 자리에서 바로 혈당을 측정한 후, 원하는 혈당을 유지하기 위해 필요한 포도당 주입량을 계산해서 그때그때 바꿔주는 상당히 번거로운 일을 몇 시간 동안 해야 하지만, 아직도 인슐린 저항성을 정량적으로 측정할 수 있는 가장 객관적인 방법으로 널리 이용되고 있다. 다만 이 방법은 혈액 내 인슐린 농도를 생리적인 상태에서는 볼 수 없는, 아주 높은 상태로 만드는 인위적인 상태에서 시행한다는 단점이 있다. 앞에서 인슐린의 작용 중 가장 중요한 것이 지방조직에 저장된 중성지방의 분해를 막는 것이라고 했지만, 포도당 클램프 기법을 이용해 인슐린 감수성을 측정하는 실험 상태에서는 이것이 성립되지 않는다.

---

114 DeFronzo RA, Tobin JD, Andres R. Glucose clamp technique: a method for quantifying insulin secretion and resistance. *Am J Physiol*. 1979;237(3):E214-223.

인슐린 농도 변화에 따른 조직의 반응은 매우 다양하다. 보통 공복 상태에서의 혈액 내 인슐린 농도는 정상인의 경우 약 10uIU/mL 정도인데, 이것이 60uIU/mL이 되면 간에서의 포도당 생산은 완전히 억제된다. 지방조직에 저장된 중성지방은 이보다 더 낮은 농도에서도 분해되지 않고, 특히 간에서 지방산이 케톤으로 변하는 일은 훨씬 더 낮은 농도의 인슐린 상태에서도 일어나지 않는다. 이에 반해 골격근조직에서는 1,000uIU/mL 이상의 높은 농도에서도 포도당 유입이 계속 증가하는데, 이처럼 유입된 대부분의 포도당은 글리코젠으로 저장된다.

왜 이런 차이가 나타나는지는 잘 모르나, 앞 장에서 설명한 정상인에서 굶는 기간 동안 나타나는 영양소의 대사 변화와 같이 생각하면 어느 정도는 이해될 것이다. 즉, 자연계에서 먹는 시간보다 더 자주 당면하는 굶는 시간에는 인슐린이 그렇게 중요한 역할을 하지 않고, 과도한 지방 분해나 케톤 형성을 억제할 정도의 인슐린만 있으면 된다. 이에 반해 탄수화물이 풍부한 음식을 먹었을 때는 증가되는 인슐린에 의해 잉여 포도당 에너지를 글리코젠으로 저장하게 되는데, 이와 같은 과정이 원활하게 일어나야 많이 먹은 음식을 충분히 몸에 저장할 수 있는 것이다.

특히 간은 글리코젠을 100g 정도밖에 저장하지 못하는 데 반해 골격근은 더 많은 양을 글리코젠으로 저장할 수 있기 때문에 더 높은 인슐린 농도에도 반응할 수 있게 만들어진 것 같다. 사실 영양소 저장을 제일 잘할 수 있는 조직은 지방조직이고, 지방이 많은 음식을 섭취했을 때뿐만 아니라 탄수화물이 풍부한 음식도 아주 많이 먹으면 간과 지방조직에서 인산화오탄당 우회 회로pentose phosphate shunt라고 하는 특수한 기전이 활성화되어 지방으로 전환될 수 있다.[115] 그러나 아직까지 사람이나 동물에서 이 경로에 대한 연구는 많이 이루어져 있지 않다.

이에 따라 포도당 클램프 기법을 이용해 인슐린 감수성을 측정하는 실험 상태에서는, 골격근에서의 글리코젠 합성 효소의 활성 정도가 우리 몸에서 인슐린 감수성을 결정하는 가장 중요한 요인으로 지목되었다.[116][117] 하지만 이것은 어디까지나 인슐린 농도가 비정상적으로 높은 상태에서 측정하는 인슐린 저항성 얘기일 뿐, 우리가 상식적으로 알고 있는 사실, 즉 비만 상태에서 인슐린 저항성이 나타나는 이유를 설명하지는 못한다.

비만 상태에서는 지방조직이 늘어나기 때문에 이 상태에서 증가하는 혈액 내 유리지방산이나 미토콘드리아에서의 지방산 산화의 역할이 중요할 것으로 생각하고 있으나, 이에 대해서는 앞

115 Stucchi P, Gil-Ortega M, Merino B, et al. Circadian feeding drive of metabolic activity in adipose tissue and not hyperphagia triggers overweight in mice: is there a role of the pentose-phosphate pathway? *Endocrinology*. 2012;153(2):690-699.

116 DeFronzo RA, Tripathy D. Skeletal muscle insulin resistance is the primary defect in type 2 diabetes. *Diabetes Care*. 2009;32 Suppl 2:S157-163.

117 Beck-Nielsen H, Groop LC. Metabolic and genetic characterization of prediabetic states. Sequence of events leading to non-insulin-dependent diabetes mellitus. *J Clin Invest*. 1994;94(5):1714-1721.

장에서 자세히 설명했기 때문에 여기에서 부연 설명을 하지는 않겠다.

최근 특히 관심을 끌고 있는 분야 중 하나는 인슐린 저항성 발생에 있어 대식세포macrophage 등 염증세포의 역할이다. 비만 상태의 지방조직에 대식세포를 비롯한 여러 가지 염증세포가 침윤되며,[118] 많은 학자가 활성화된 염증세포에서 분비되는 인자들에 의해 전신적인 인슐린 저항성과 동맥경화증 등 여러 가지 대사 질환이 발생한다고 믿고 있다.[119] 그뿐만 아니라 대식세포의 활성은 이차적으로 지방조직의 섬유화를 초래하고, 이로 인해 지방조직이 충분한 에너지를 저장하지 못하기 때문에 다른 조직에 지방이 저장되는 소위 이소성 지방 축적ectopic fat storage 현상이 나타나 인슐린 저항성이 더 심해진다고 설명하기도 한다.[120][121] 그렇지만 이와 같은 지방조직 염증 반응이 인슐린 저항성의 일차적 원인인지, 아니면 너무 많은 지방을 축적한 지방세포의 손상으로 인한 이차적인 현상인지에 대해서는 논란의 여지가 있다.

118  Wellen KE, Hotamisligil GS. Obesity-induced inflammatory changes in adipose tissue. *J Clin Invest*. 2003;112(12):1785-1788.

119  Odegaard JI, Chawla A. Mechanisms of macrophage activation in obesity-induced insulin resistance. *Nat Clin Pract Endocrinol Metab*. 2008;4(11):619-626.

120  Sun K, Tordjman J, Clement K, Scherer PE. Fibrosis and adipose tissue dysfunction. *Cell Metab*. 2013;18(4):470-477.

121  Jang JE, Ko MS, Yun JY, et al. Nitric Oxide Produced by Macrophages Inhibits Adipocyte Differentiation and Promotes Profibrogenic Responses in Preadipocytes to Induce Adipose Tissue Fibrosis. *Diabetes*. 2016;65(9):2516-2528.

지금까지의 이야기를 종합하면, 많은 학자가 비만이나 제2형 당뇨병 상태에서 관찰되는 인슐린 저항성이 나타나는 기전에 대한 연구를 수행했지만, 아직까지 모든 사람이 동의할 수 있는 학설은 제시되지 않은 상태라고 할 수 있다.

# 15. 당뇨병 합병증의 발생 기전

이 책의 첫 부분부터 당뇨병은 합병증만 생기지 않으면 그렇게 심각한 질환이 아니라는 얘기를 반복해왔다. 그렇다면 당연히 나와야 할 제일 중요한 질문은 당뇨병에서 합병증은 왜 생기는가가 될 것이다. 이에 대해 우리가 정확히 안다면 그것을 목표로 치료법을 개발하면 된다. 현재는 대부분의 의사가 높은 혈당이 지속되기 때문에 합병증이 발생한다고 믿고 있다. 그러나 솔직히 얘기하면, 전 세계적으로 오랫동안 많은 학자가 연구를 해왔음에도 불구하고 당뇨병 환자에서 여러 가지 합병증이 왜 발생하는지에 대한 명확한 답을 가지고 있지 않다. 사실 이 부분에 대해서도 너무나 많은 연구가 이루어졌기 때문에, 지금까지 발표된 논문 결과만 요약해서 얘기해도 몇 권의 책을 써야 할 정도로 내용이 방대할 것이다. 그러나 아직은 아는 것보다 모르는 것이 훨씬 많은 상태이기 때문에 자세한 얘기는 생략하고, 현재 우리가 확실히 알고 있는 것이 무엇인지에 대해서만 간단히 설명하겠다.

혈당이 높은 사람이 그렇지 않은 사람보다 여러 가지 합병증이 생길 확률이 높고,[122][123] DCCT나 UKPDS 같은 대규모 연구를 통해 철저하게 혈당을 조절하면 절반 정도는 합병증 발생을 예방할 수 있음이 확립되었다. 그렇다면 나머지 경우는 어떻게 되는 것일까? 불행한 얘기지만 나머지 절반은 열심히 혈당을 조절하더라도 합병증 발생이 예방되지 않는다는 얘기이고, 거꾸로 얘기한다면 절반 이상의 환자는 혈당이 충분히 조절되지 않았는데도 불구하고 합병증이 발생하거나 진행하지 않았다는 얘기가 된다. 즉, 개인에 따라서 혈당 조절 결과에 따른 합병증 발생이 상당히 다르게 나타날 수 있는 것이다. 그렇다면 이와 같은 개인적인 차이가 나는 이유는 무엇일까?

122 Park JY, Kim HK, Chung YE, Kim SW, Hong SK, Lee KU. Incidence and determinants of microalbu-minuria in Koreans with type 2 diabetes. *Diabetes Care*. 1998;21(4):530-534.
123 Kim HK, Kim CH, Kim SW, et al. Development and progression of diabetic retinopathy in Koreans with NIDDM. *Diabetes Care*. 1998;21(1):134-138.

# 15.1 유전적 소인

우선적으로 생각할 수 있는 것이, 합병증이 잘 생기는 환자와
잘 생기지 않는 환자 사이에는 각종 합병증 발생에 대한 위험도
susceptibility를 결정하는 유전적 소인의 차이가 있을 것이라는 점이
다. 일례로 당뇨병을 20년 이상 가진 환자 대부분에서 당뇨병성
망막증이 발생하는 데 반해, 많아야 30% 정도에서만 당뇨병성 신
증이 나타난다.[124] 즉, 사람마다 각각의 합병증 발생에 대한 위험
도는 서로 다른 것 같다. 그뿐만 아니라 인종 간에도 합병증이 나
타나는 위험도의 차이가 있어 당뇨병이 20년 이상 되면 흑인이나
우리나라 사람에서는 약 30% 정도의 제2형 당뇨병 환자에서 당
뇨병성 신증이 나타나는 데 반해, 백인의 경우 이보다 훨씬 적은
수의 환자에서 당뇨병성 신증이 발생한다. 하지만 아직까지 이와
같은 인종적 차이를 설명할 수 있는 유전적 소인이 무엇인지는 밝
혀지지 않았다. 최근 유전체학genomics의 발전에 힘입어 옛날 같으
면 몇십 년이 걸렸을 대량의 유전 정보를 며칠 만에 처리하게 되
었지만, 아직 각각의 합병증 발생을 결정하는 유전적 소인은 밝
혀지지 않았다.

---

124  Lee KU, Park JY, Kim SW, et al. Prevalence and associated features of albuminuria in Koreans with
     NIDDM. *Diabetes Care.* 1995;18(6):793-799.

## 15.2 당뇨병 합병증 발생의 분자세포 기전

그렇다면 당뇨병 상태에서 여러 가지 합병증이 발생하는 이유에 대한 기초의학 연구의 현황은 어떠할까? 이에 대해서도 기초의학자들이 오랫동안 많은 연구를 해왔다. 당뇨병이 혈당이 높은 상태로 정의되기 때문에, 높은 농도의 혈당이 당뇨병 합병증 발생에 관여하는 여러 종류의 세포 기능에 미치는 연구가 많이 수행되었고, 여러 가지 학설이 제시되었다. 이 가운데 대표적인 것이 포도당이 소비톨sorbitol이라는 물질로 변해 세포 내에 축적됨으로써 세포 기능이 떨어진다는 학설, 체내 단백질이 당과 결합해 단백질 분자 구조가 비가역적으로 변화된 당화단백질glycated protein로 바뀐다는 학설이다.〔표 2〕 당화단백질 중 제일 잘 알려진 것이 혈당 조절의 정도를 판단하는 지표로 널리 이용되고 있는 당화헤모글로빈glycated hemoglobin(HbAlc)이며, 당뇨병의 합병증 발병과 관련해서는 진행된 당화 최종 생성물advanced glycation end product, AGE이라는 물질이 당뇨병의 합병증을 유발할 가능성에 대해 많은 연구가 수행되었다. 소비톨이나 AGE 생산을 억제하면 당뇨병의 합병증이 예방될 것이라는 믿음에 근거해 약을 개발했는데, 비록 동물 실험에서는 일부 효과를 보였지만 대부분의 임상 시험에 실패했다.[125]

---

125  Engelen L, Stehouwer CD, Schalkwijk CG. Current therapeutic interventions in the glycation pathway: evidence from clinical studies. *Diabetes Obes Metab.* 2013;15(8):677-689.

당뇨병 상태에서는 혈당 외에도 여러 가지 물질이 변하는데 그중 대표적인 것이 지방산이다. 혈액 내 인슐린이 절대적 또는 상대적으로 부족하면 지방조직에 저장된 중성지방triglyceride이 분해되어 지방산과 글리세롤의 형태로 혈액 내에 나오는데, 이와 같이 글리세롤로부터 유리되어 혼자 있는 지방산을 유리지방산free fatty acid이라고 부른다. 다만 이름과는 달리 대부분의 유리지방산은 혼자서 혈액 내에 있는 것이 아니라 알부민에 붙어 다니는데, 그렇지 않으면 독성을 나타내기 때문이다. 혈액 내 유리지방산 농도가 높거나[126] 혈액 내 알부민 농도가 낮은 경우[127] 심장 질환에 의한 사망률이 높아지는 것으로 알려져 있다. 혈액 내 지방산 농도가 증가하면 많은 세포가 포도당 대신 지방산을 쓰는데, 어떤 이유에서든 세포 내로 지방산이 유입된 후 미토콘드리아에 의한 산화가 잘 일어나지 않으면 세라마이드ceramide를 비롯한 여러 가지 독성이 강한 물질이 세포에 축적되고, 이에 따라 혈관 세포 손상이 나타난다.[128] 다만 이와 같은 지방 독성 물질이 심장이나 뇌로 가는 큰 동맥에 나타나는 동맥경화증 발생에 주로 영향을 미치는지, 망막이나 신장으로 가는 미세혈관에서 독성을 나타내는지는 아직 확립되지 않았다.

126  Xiong Z, Xu H, Huang X, et al. Nonesterified fatty acids and cardiovascular mortality in elderly men with CKD. *Clin J Am Soc Nephrol*. 2015;10(4):584-591.
127  Zoccali C, Tripepi G, Mallamaci F. Predictors of cardiovascular death in ESRD. *Semin Nephrol*. 2005;25(6):358-362.
128  Symons JD, Abel ED. Lipotoxicity contributes to endothelial dysfunction: a focus on the contribution from ceramide. *Rev Endocr Metab Disord*. 2013;14(1):59-68.

적극적인 인슐린 치료를 통해 망막병증이나 신증 발생이 예방된 DCCT 시험 결과를 가지고 이를 설명해보기로 하자. 인슐린을 쓰면 혈당뿐만 아니라 혈액 내 유리지방산 농도도 감소한다. 따라서 DCCT 시험 결과가 정말로 혈당 감소 때문인지, 아니면 유리지방산의 감소에 따른 것이지는 구별하기 어렵다.

사실 이 정도의 근거를 바탕으로 지방산이 당뇨병 합병증의 원인이 될 것이라고 주장하기는 조심스럽다. 그렇다 하더라도 유리지방산이 당뇨병의 합병증 발생에 일부 중요한 역할을 할 것이라는 게 나의 믿음이고, 이를 바탕으로 마른 당뇨병 환자는 잘 먹어야 한다고 생각하는 것이다. 혈당을 조절하는 방법으로는 크게 음식을 줄이고, 운동을 많이 하고, 인슐린이나 혈당강하제를 더 쓰는 방법이 있을 것이다. 그렇다면 이 3가지 방법 중 어떤 것을 더 강조해야 할까?

여러 번 강조했기 때문에 이 책을 여기까지 읽은 독자들은 아마 이해하리라 생각한다. 뚱뚱한 사람은 적게 먹고 운동을 많이 해서 체중을 줄이는 것이 주된 치료법이어야 하고, 반대로 마른 사람은 충분한 음식을 먹으면서 인슐린이나 혈당강하제를 충분히 써서 혈당을 조절해야 한다. 그러나 적게 먹고 운동을 많이 할 경우 같은 혈당에서도 혈액 내 지방산 농도는 올라갈 것이고, 이에 반해 인슐린이나 혈당강하제를 써서 혈당을 조절할 경우 지방산 농도는 혈당과 같이 감소할 것이다.

앞에서 급격한 혈당 조절은 당뇨병성 망막증의 진행을 악화시킬 수 있다고 얘기했다. 저산소증과 마찬가지로 저혈당 역시 세포 내에서 에너지 부족을 일으키기 때문에 어느 정도 미세혈관 폐색이 진행된 망막에서는 저혈당이 스트레스로 작용하며, 또한 평소에 혈당 조절이 잘 안 되던 환자는 진짜 저혈당 상태(45 mg/L이하)가 아니더라도 조금만 혈당이 떨어지면 저혈당 증상을 느끼고, 갑자기 혈당 조절을 너무 잘하면 망막세포가 이를 저혈당으로 인지해 증식성 망막증의 진행이 촉진된다고 그 이유도 설명했다. 이를 지방산으로 다시 설명하면 다음과 같은 얘기가 된다. 진짜 저혈당이든 정상 혈당 범위 안에서의 급격한 혈당 감소를 몸에서 저혈당으로 잘못 느끼는 상태이든 간에 공통으로 교감신경계가 활성화되고 지방조직에서는 지방산 분비가 증가한다. 이에 따라 혈액 내에 증가한 지방산에 의해 망막세포 손상이 나타나고, 이에 따라 망막병증의 진행이 촉진될 수 있다.

현재 개발되고 있는 기술 중 지속형 혈당 모니터continuous glucose monitoring라는 방법이 있다.[129] 그때그때의 혈당을 측정할 수 있는 혈당측정 센서sensor를 이용해 하루 종일의 혈당 변화를 계속 측정하는 방법인데, 널리 적용하기에는 아직 해결해야 할 몇 가지 문제점이 남아 있어 주로 혈당의 변동이 극심한 사람, 특히 저혈당

---

**129** Rodbard D. Continuous Glucose Monitoring: A Review of Successes, Challenges, and Opportunities. *Diabetes Technol Ther*. 2016;18 Suppl 2:S3-S13.

을 느끼지 못해 심각한 저혈당이 자주 나타나는 환자에게 적용하고 있다. 하지만 미래에 지방산 농도를 지속적으로 측정해서 기록하는 방법을 개발해 이를 임상 연구에 적용한다면, 내가 얘기하는 지방산의 합병증 발생에 대한 역할을 증명할 수도 있을 것이다.

## 15.3 동맥경화증은 당뇨병의 합병증이 아니다.
## 대사증후군의 개념으로 바라보아야 한다.

대부분의 당뇨병 교과서에는 당뇨병의 합병증을 미세혈관 합병증microvascular complication과 대혈관 합병증macrovascular complication으로 나누고 있다. 즉, 동맥경화증(대혈관 합병증)이 당뇨병의 합병증 중 하나라고 얘기하고 있다. 그러나 나는 동맥경화증은 당뇨병의 합병증이 아니라고 생각한다.

일반적으로 어떤 질환의 합병증이라는 말은 일차 질환에 의해 다른 병이 발생하는 경우에 사용한다. 따라서 일차 질환의 정도가 심하고 기간이 오래될수록 합병증 발생 위험이 올라가는 경우에만 합병증이라는 용어를 쓸 수 있다. 실제로 당뇨병의 미세혈관 합병증은 혈당이 높으면 높을수록, 당뇨병이 오래되면 오래될수록 많이 발생하기 때문에 합병증이라는 용어를 쓰는 데 큰 이견이 없다. 그러나 동맥경화증은 당뇨병이 얼마 되지 않은 사람에서도 나타나고, 종종 당뇨병 발병보다 먼저 나타나기도 한다.(그림 5) 그뿐만 아니라 혈당이 높은 정도와 동맥경화증 발생 사이의 뚜렷한 관계도 증명되지 않았다.

이와 같은 현상이 나타나는 이유는 무엇일까? 1990년 미국 샌안토니오의 학자들은 혈당이 당뇨병보다 낮은 전당뇨prediabetes 상태의 환자에서 동맥경화증의 위험인자들이 이미 증가되어 있음을 발견하고, 당뇨병 발병 후 진행이 시작되는 미세혈관 합병증과 달리 동맥경화증은 당뇨병 발병 이전에 진행이 시작된다는 소위 'ticking clock hypothesis'라는 개념을 주창했다.[130] 즉, 미세혈관 합병증의 경우 혈당이 어느 선 이상 올라가면 합병증 발생이라는 시한폭탄의 초침이 움직이기 시작하는 데 반해, 동맥경화증의 경우 그 초침이 당뇨병 발생 이전에 이미 움직이기 시작한다는 얘기다. 당시에는 상당히 획기적인 이 학설로부터 미세혈관 합병증과 동맥경화증의 발생 기전이 다를 가능성이 제시되었다. 그러나 이 학설을 잘못 이해한 사람들에 의해 더 낮은 혈당을 목표로 혈당을 조절하면 동맥경화증도 예방할 수 있을 것이라는 잘못된 개념이 생기고 이를 기반으로 임상 시험을 실시하는 근거가 되었다.[131] 앞에서 혈당을 철저히 조절함으로써 동맥경화증이 예방되는 것을 보이고자 하는 임상 시험이 실패했으며 오히려 사망률만 증가시켰다는 얘기를 했는데, 이와 같은 잘못된 개념이 'ticking clock hypothesis'에서 시작되었다.

다른 한편에서는 혈당 증가, 고혈압, 고중성지방혈증과 HDL-콜레스테롤의 감소 같은 동맥경화증의 위험인자가 한 개인에게 종종 동반되어 나타난다는 소위 대사증후군metabolic syndrome이라

130  Haffner SM, Stern MP, Hazuda HP, Mitchell BD, Patterson JK. Cardiovascular risk factors in con-firmed prediabetic individuals. Does the clock for coronary heart disease start ticking before the onset of clinical diabetes? *JAMA*. 1990;263(21):2893-2898.
131  Brown A, Reynolds LR, Bruemmer D. Intensive glycemic control and cardiovascular disease: an update. *Nat Rev Cardiol*. 2010;7(7):369-375.

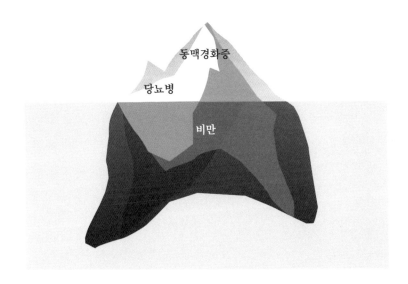

는 개념이 대두되었다. 이와 같은 이론의 효시는 미국의 리번Reavan 교수로, 처음에는 이와 같은 질환들의 공통적 원인 기전이 인슐린 저항성일 것이라는 생각에 '인슐린 저항성 증후군' 또는 '증후군 X'와 같은 이름을 사용했다.[132] 그러나 이후 이와 같은 질환의 근본적인 원인이 꼭 인슐린 저항성일 필요는 없다는 인식이 생기면서 대사증후군이라는 명칭으로 통일되어 사용되고 있다. 지금까지

---

132  Reaven GM. Banting lecture 1988. Role of insulin resistance in human disease. *Diabetes.* 1988;37(12):1595-1607.

WHO(세계보건기구), NCEP ATP III(미국 국가콜레스테롤 교육 프로그램 III), IDF(국제당뇨재단) 등 여러 기관과 조직에서 각각 독립적으로 기준을 제시해 상당히 혼란스러운 상태다. 그렇지만 모든 기준에서 복부 비만이 공통 원인으로 작용해 당뇨병과 동맥경화증이 나타난다고 생각하고 있다. 동맥경화증을 당뇨병의 합병증으로 볼 경우 어떻게든 혈당을 낮추면 동맥경화증도 예방될 것이라는 잘못된 생각을 하게 되는 데 반해, 당뇨병과 동맥경화증 모두 비만의 합병증이라고 생각한다면 체지방의 양이나 분포 등에 관심을 가져 이를 조절하는 것이 당뇨병과 동맥경화증 모두 예방할 수 있는 방법이라는 점에서 훨씬 더 발전된 개념이라고 할 수 있다.〔그림 13〕

그렇다면 왜 비만이나 대사증후군에서 동맥경화증이 더 잘 생기는 것일까? 옛날부터 잘 알려진 위험인자로 고혈압, 흡연, 그리고 고콜레스테롤 혈증[133]이 있는데 대사증후군과 비만도 여기에 포함된다. 비만이 동맥경화증을 유발하는 이유로 비교적 많이 알려진 것이 섬유소용해fibrinolysis라는 과정의 장애다. 상처가 나서 출혈이 생기면 이를 굳혀야 하기 때문에, 여러 가지 혈액 응고 인자들이 이 과정에 관여해 혈전thrombus이라는 물질이 형성된다. 출혈이 없는 상태에서도 혈관 내에서는 이 과정이 계속 일어나는데, 전쟁을 대비해 수시로 예비군 훈련을 하는 것을 상상하면 된다. 다

---

133  혈액 내 콜레스테롤 농도가 올라간 상태.

만 이 과정은 일방적인 것이 아니라, 혈액 응고 결과 생성된 섬유소(혈전)가 효소 작용을 통해 용해되는 섬유소 분해fibrinolysis 과정과 밸런스를 이루어 균형 상태가 유지된다. 즉, 피 안에서는 혈전을 형성하는 과정과 이를 분해하는 과정이 계속 일어남으로써 출혈이 있을 때를 대비하는데, 이 과정 중 한 가지가 너무 과다해서 밸런스가 깨지면 병이 생기는 것이다. 섬유소 분해에 관련되는 대표적인 물질이 플라스민plasmin인데, 혈액 내에서는 전구물질인 플라스미노젠plasminogen이 플라스마로젠 활성화 인자plasminogen activator에 의해 플라스민이 된다. 이 시스템 역시 상당히 복잡한 과정이기 때문에 자세한 설명은 생략하는데, 비만 상태에서는 이를 억제해 혈전 형성을 증가시키는 플라스미노젠 활성화 인자 억제 인자plasminogen activator inhibitor; PAI-1라는 물질의 혈액 내 농도가 증가되어 있다.[134] 지방조직, 특히 복부에 있는 내장지방visceral fat이 PAI-1 생산에 중요한 역할을 한다.[135]

엄밀히 말하면 동맥경화증과 혈전증은 의미가 다르지만, 급성 심근경색acute myocardial infarction이나 스텐트 시술 후, 급성 뇌졸중 등의 발생에 섬유소 용해의 감소가 중요한 발병 기전으로 작용한다.

PAI-1보다는 덜 유명하지만 근래에 관심을 끌고 있는 lipopro-

134  Vilahur G, Ben-Aicha S, Badimon L. New insights into the role of adipose tissue in thrombosis. *Cardiovasc Res.* 2017;113(9):1046-1054.
135  Barnard SA, Pieters M, De Lange Z. The contribution of different adipose tissue depots to plasma plasminogen activator inhibitor-1 (PAI-1) levels. *Blood Rev.* 2016;30(6):421-429.

tein(a)LP (a)라는 물질도 있다. Lp(a)는 나쁜 콜레스테롤로 알려진 LDL-콜레스테롤의 주 구성 성분인 LDLlow density lipoprotein과 매우 비슷한 구조의 지단백질lipoprotein과 역시 플라스미노젠과 비슷하게 생긴 apo(a)로 구성된 물질인데, Lp(a) 역시 비만이나 대사증후군과 동맥경화증을 연결시키는 고리로 인식되고 있다.[136] 사람에 안전하면서도 PAI-1이나 Lp(a) 농도를 확실히 낮출 수 있는 치료제가 개발된다면,[137] 앞으로 동맥경화증의 새로운 치료제로 이용될 수 있을 것이다.

136  Katsiki N, Al-Rasadi K, Mikhailidis DP. Lipoprotein (a) and Cardiovascular Risk: The Show Must go on. *Curr Med Chem.* 2017;24(10):989-1006.

137  Boe AE, Eren M, Murphy SB, et al. Plasminogen activator inhibitor-1 antagonist TM5441 attenuates Nomega-nitro-L-arginine methyl ester-induced hypertension and vascular senescence. *Circulation.* 2013;128(21):2318-2324.

# 16. 새로운 당뇨병 치료법 개발의
## 현재와 미래

    마지막으로 현재 개발되고 있는 당뇨병의 새로운 치료법 중 대표적인 몇 가지와 앞으로 우리가 개발해야 할 미래의 치료법에 대한 나의 의견을 요약해서 얘기하고 책을 마무리하고자 한다.

## 16.1 이종xenograft 췌장 이식

최근 언론에 사람이 아닌 다른 종으로부터 분리한 췌도 이식에 관한 내용이 보고됐다.[138] 장기 이식을 받고자 하는 대상자보다 기증자의 수가 턱없이 모자라다 보니 돼지와 같은 동물의 장기를 이용할 생각을 하게 되었고, 이에 대한 연구가 활발히 이루어지고 있다. 다른 사람의 장기를 이식할 때 우리 몸에서는 남의 장기를 받아들이지 않겠다는 거부반응이 나타나고, 이를 억제하기 위해 면역억제제를 장기간 사용해야 한다. 당연한 얘기지만, 사람과 돼지 사이에는 사람과 사람 사이에서와는 비교할 수 없을 만큼 심각한 거부 반응이 나타나기 때문에 이식을 받은 환자는 이식 직후 사망에 이른다. 하지만 과학자들은 사람과 돼지 사이에 이런 심각한 거부반응을 일으키는 원인이 되는 주 항원main antigen이 무엇인지를 알아냈고, 대표적인 주 항원을 없앤 형질 전환 돼지를 만들어 그 돼지의 장기를 간이나 폐 이식이 필요한 환자에게 이식하는 일이 실제로 이루어지고 있다.[139] [140] 아직까지 해결되지 않은 많은 문제점이 있지만, 과학자들은 조금 더 연구한다면 종 간 거부

---

**138** 췌장 이식은 췌장 자체를 이식하는 것이고, 췌도 이식은 췌장에서 췌도를 분리해서 이식하는 것이다.

**139** Laird C, Burdorf L, Pierson RN, 3rd. Lung xenotransplantation: a review. *Curr Opin Organ Transplant*. 2016;21(3):272-278.

**140** Cooper DK, Dou KF, Tao KS, Yang ZX, Tector AJ, Ekser B. Pig Liver Xenotransplantation: A Review of Progress Toward the Clinic. *Transplantation*. 2016;100(10):2039-2047.

반응을 완전히 없애 다른 사람의 장기를 이식했을 때 나타나는 거부반응 수준으로 이를 최소화할 것으로 기대하고 있다.

2017년 동경대학의 야마구치Yamaguchi 박사 팀은 쥐rat와 생쥐mouse 실험에서 지금까지와는 다른 방법으로 이종 췌장을 이식하는 방법을 개발해 〈네이처Nature〉 잡지에 발표했다.[141] 이 연구에서는 쥐 배아에서 췌장을 만드는 유전자를 없앤 후 여기에 어떤 세포로든 분화가 가능한 생쥐 유도만능줄기세포induced pleuripoten-tial stem cell; iPSC[142]를 집어넣은 뒤 키웠다. 보통 키메라chimera(다른 종이 섞인 신화 속의 동물)라고 부르는 이 상태에서는 이식된 조직을 자신의 조직으로 잘못 생각하는 면역 관용immunologic tolerance 현상이 나타나 거부반응이 잘 나타나지 않는다. 쥐에서 췌도를 분리해 당뇨병 생쥐에게 이식했고, 초기에 면역억제제를 투여했지만 이후에는 약물 치료 없이 거부반응이 나타나지 않았다고 보고했다.

이 연구 결과는 획기적인 것으로, 앞으로 이종 췌장 이식이나 췌도 이식이 가능할 수도 있다는 희망을 주고 있다. 하지만 일부 언론들이 흥분하는 것과는 달리 이와 같은 일이 현실화되기는 쉽지만은 않을 것 같다. 쥐는 무게가 300~400g 정도 나가는 큰 집

---

141  Yamaguchi T, Sato H, Kato-Itoh M, et al. Interspecies organogenesis generates autologous functional islets. *Nature*. 2017;542(7640):191-196.
142  분화가 끝난 체세포줄기세포를 분화 이전의 세포로 되돌려 마치 배아줄기세포와 같이 세포 생성 초기의 만능세포 단계로 되돌아간 세포.

쥐를 생각하면 되고, 생쥐는 무게가 30~40g 정도 나가는 작은 쥐다. 이 실험은 단지 쥐와 생쥐 사이에 이종 이식이 가능했다는 것이지 다른 종 사이에서도 가능하다는 얘기는 아니다. 즉, 비록 쥐와 생쥐가 엄연히 다른 종이고 상당한 유전적 차이가 있지만, 사람과 돼지의 유전적 차이보다는 비교할 수 없을 만큼 그 차이가 적다. 비슷한 시기에 다른 연구진은 인간의 유도만능줄기세포를 돼지 배아에 주입해 '인간-돼지 잡종 배아'를 처음으로 만드는 데 성공했다고 발표했지만,[143] 앞으로 이를 사람에게 적용하기 위해서는 훨씬 더 많은 연구가 필요할 것이다.

임상적으로 더 중요한 문제는 췌장 이식 또는 췌도 이식이 모든 당뇨병 환자에게 쓸모 있지는 않다는 점이다. 우리나라에서도 여러 병원에서 당뇨병 환자에게 췌장 이식이나 췌도 이식술을 적용하고 있고, 수술 또는 시술 성공률도 많이 좋아지고 있다. 그러나 이 시술은 절대적으로 인슐린 생산이 부족한 제1형 당뇨병 환자, 특히 만성 신부전 때문에 신장 이식 수술을 받는 제1형 당뇨병 환자에게만 국한되어야 한다. 앞에서 설명한 대로 이식된 췌장이나 췌도를 건강한 상태로 유지하기 위해서는 면역억제제를 사용해야 하는데, 아직은 이 약의 부작용이 상당히 많고, 특히 이 약 자체에서 신장 조직에 독성이 나타나기 때문에 무작정 쓸 수는 없

143   Wu J, Platero-Luengo A, Sakurai M, et al. Interspecies Chimerism with Mammalian Pluripotent Stem Cells. *Cell.* 2017;168(3):473-486 e415.

는 상태다. 제1형 당뇨병을 가진 모든 환자에서 신장이 나빠지는 것이 아니라 30% 정도의 환자에게서만 신장 합병증이 나타난다는 것을 생각한다면, 자칫 '약이 독이 되는' 일을 할 수도 있는 것이다. 다만 이미 만성 신부전증이 나타나 신장 이식 수술을 받아야 할 경우에는 어차피 수술 후에 면역억제제를 써야 하기 때문에 신장과 췌장을 같이 이식하는 것을 권하고 있다.

## 16.2 인공췌장기

오랫동안 꿈꿔왔던 인공췌장기artificial pancreas 개발에도 최근 많은 발전이 있는 것 같다.[144] 앞에서 정상인의 인슐린 분비 패턴과 비슷하게 인슐린을 투여할 수 있는 방법으로 인슐린 펌프라는 기계가 있다고 설명했는데, 일부에서는 이것을 '인공췌장기'라는 이름으로 선전하고 있다. 그뿐만 아니라 인슐린 펌프를 쓰면 모든 당뇨병 환자에서 비정상적인 인슐린 분비능이 정상으로 바뀐다는 근거 없는 선전을 하는 경우도 있다. 그러나 이것은 기계를 팔기 위한 상술에 불과하다. 인슐린 펌프를 이용한다고 해서 자동으로 혈당이 조절된다거나 당뇨병이 낫는 것은 절대 아니다.

인슐린 펌프는 하루 종일 아주 낮은 속도로 인슐린을 계속 주입할 수 있고, 식사할 때마다 따로 원하는 양의 인슐린을 투여할 수 있는 기계에 불과하다. 이 기계를 이용해 혈당 조절을 잘하기 위해서는 매시간 변하는 혈당을 측정해야 하고, 이를 바탕으로 인슐린 용량을 결정할 수 있을 만큼 환자가 당뇨병에 대한 충분한 지식과 지성intelligence을 갖춰야 한다.

---

144  Bally L, Thabit H, Hovorka R. Closed-loop for type 1 diabetes - an introduction and appraisal for the generalist. *BMC Med.* 2017;15(1):14.

우리 몸 안에서는 자동적으로 췌장으로 들어가는 혈당이 측정되고, 이를 바탕으로 혈당을 정상으로 유지하는 데 필요한 인슐린 분비량이 정해진다. 그러나 인슐린 펌프는 혈당 측정 → '인슐린 분비량 결정' 인슐린 분비 → 다시 혈당 측정의 고리loop 중에서 인슐린 분비에 해당되는 부분만 관장한다고 하여 열린open loop 또는 불완전한 고리incomplete loop라고 한다. 이에 비해 인공췌장기는 이 모든 과정을 다 관장해 자동적으로 혈당을 조절해준다는 개념에서 닫힌 고리closed loop 또는 완전한 고리complete loop라고 한다.

최근 인슐린 펌프를 쓰는 제1형 당뇨병 환자의 피하지방 내 포도당 농도를 계속 잴 수 있는 센서sensor를 이용, 조직 내 포도당 농도가 어느 정도 이상 감소하면 인슐린 주입이 중단되게 함으로써, 특히 밤중에 나타날 수 있는 저혈당의 위험을 예방할 수 있다고 보고되어 이 기술이 현실화될 수 있는 가능성을 보여주었다.[145] 이를 바탕으로 미국 식약청FDA은 제한된 경우에 한해 인공췌장기 사용을 허가했다. 이 기계는 피하지방에서 포도당 농도를 재는 센서, 인슐린 펌프, 식사 후에 투입하는 인슐린의 양을 계산해서 투입하는 알고리즘algorithm 기계로 구성되며, 이들은 서로 무선으로 연결된다. 비록 혈당이 아닌 피하지방조직 내에서 포도당을 잰다는 단점이 있고, 식사 때마다 식사를 한다고 기계에 수동으로 알

145  Bergenstal RM, Klonoff DC, Garg SK, et al. Threshold-based insulin-pump interruption for reduction of hypoglycemia. *N Engl J Med*. 2013;369(3):224-232.

려, 기초 인슐린 주입 계산법과는 다른 계산법을 이용해 식사 인슐린 주입량을 계산해야 한다는 점에서 완전 자동 기계는 아니지만, 그래도 닫힌 고리라는 개념에 많이 접근한 것 같다.[146] 아직 나도 이 기계에 대한 경험이 없지만, 앞으로 이에 대한 경험이 쌓이고 이를 바탕으로 기계의 성능 개선이 이루어진다면 분명히 지금까지의 방법보다 탁월한 치료 방법이 될 것이다.

다만 이 기계의 도움을 받을 수 있는 경우 역시 췌장 이식과 마찬가지로 인슐린이 결핍된 제1형 환자에 국한된다. 그뿐만 아니라 식사나 운동 등 생활이 불규칙한 환자에게도 생활 습관의 교정 없이 그때그때의 혈당에 따라 인슐린을 투여하는 것이 과연 옳은 일인지, 장기적으로 체중을 늘려 동맥경화증 등 비만 관련 질환의 발생 위험을 증가시키지는 않을지 등에 대해서는 앞으로 더 경험이 필요할 것 같다.

---

146  식사를 하면서 급격히 증가하는 혈당에 맞추어 초 단위로 인슐린 주입량을 계산해서 투여하기는 아직 쉽지 않은 일인 것 같으나, 머지않은 미래에 가능해질 것 같다.

## 16.3 제2형 당뇨병의 새로운 치료제: 현재

대부분의 당뇨병 환자가 제2형 당뇨병에 속하기 때문에 제약
회사마다 새로운 제2형 당뇨병 치료제 개발에 많은 관심이 있고,
실제로 새로운 기전의 여러 가지 당뇨병 약이 개발되고 있다. 앞
에서 설명한 DCCT, UKPDS 연구 결과에 따라 혈당이 잘 조절되
면 당뇨병의 합병증 발생이 감소한다는 것이 어느 정도 증명되었
기 때문에, 미국 FDA에서는 혈당 강하 효과만 증명되면 새로운
당뇨병 치료제로 허가해주고 있다. 제약회사 입장에서 보면 이것
은 매우 관대한 정책이다. 예를 들어 골다공증의 경우 새로운 치
료제를 개발하더라도 임상에서 사용 허가를 받기 위해서는 뼈의
무기질이 얼마나 많은지를 나타내는 골밀도bone mineral density 수치
만 증가해서는 안 되고, 실제로 골절 감소가 증명되어야만 신약
으로 허가를 받을 수 있다. 당뇨병의 경우로 바꿔 설명하면, 약을
투여해 혈당이 감소하는 것만으로는 불충분하고, 당뇨병성 망막
병증이나 신증 등 합병증 발생이나 진행이 억제되는 것이 증명되
어야 한다는 얘기다. 그런데 이것을 증명하기 위해서는 DCCT나
UKPDS 시험처럼 많은 환자를 대상으로 10년 이상 걸리는 임상
시험을 해야 하는데, 그 비용이 엄청나게 든다는 현실적인 어려
움을 감안한 것 같다.

제2부에서 설명했듯이 로시글리타존rosiglitazone이라는 약물이

개발되어 한동안 널리 사용되었었는데, 유명 학술지에 이 약을 먹으면 심혈관 질환에 의한 사망률이 늘어난다는 결과가 보고되어 시장에서 퇴출당했다. 이 약을 개발한 회사로서는 굉장히 억울한 일로, 이후 추가 임상 시험을 통해 이를 부정하는 결과를 보였지만 현재 사용되고 있지 않고, 피오글리타존pioglitazone이라는 다른 회사의 후발 약물이 주로 사용되고 있다. 사실 이 약들은 공통적으로 PPARgamma라는 약물 타깃에 작용하며, 혈당 강하 효과 외에도 세포 내에서 미토콘드리아 생합성을 촉진하는 좋은 효과를 가지고 있다. 특히 지방세포가 분화하는 과정에서 미토콘드리아 생성을 촉진해 건강한 지방세포를 만드는 데 도움을 줄 뿐 아니라, 늙고 비대해진 지방세포에서도 미토콘드리아 생산을 증가시켜 건강한 지방세포로 회춘시키는 좋은 효과를 가지고 있다.[147][148]

미토콘드리아는 세포 호흡에 중추적 역할을 한다. 미토콘드리아는 소포체endoplasmic reticulum, 리소좀lysosome 등과 같이 세포 내에 존재하는 세포소기관intracellular organelle 중 하나다. 과학자들에 따르면, 진화 과정 중 미토콘드리아가 박테리아 안으로 들어갔는데 이후 서로 떨어져서는 못 사는 공생관계symbiosis가 되어 지금에 이르렀다고 한다.

147 Koh EH, Park JY, Park HS, et al. Essential role of mitochondrial function in adiponectin synthesis in adipocytes. *Diabetes*. 2007;56(12):2973-2981.
148 Koh EH, Kim AR, Kim H, et al. 11beta-HSD1 reduces metabolic efficacy and adiponectin synthesis in hypertrophic adipocytes. *J Endocrinol*. 2015;225(3):147-158.

미토콘드리아와 관련해서 생각나는 영화 장면이 있다. 최근에도 새로운 시리즈가 계속 나오고 있는 '스타워즈'의 주인공인 루크 스카이워커의 아버지 다스베이더가 어릴 때 제다이들에게 스카우트되는 장면이다. 얼떨떨한 표정으로 왜 자신을 선택했느냐고 묻는 아이에게 제다이들이 "네가 메디클로리아 지수가 월등히 높기 때문"이라고 대답한다. 아이가 다시 메디클로리아가 뭐냐고 물으니, "메디클로리아는 진화 과정에서 우리 몸에 들어와 공생관계에 있는 물질인데 이것이 에너지의 근원"이라고 설명한다. 사실 미토콘드리아는 영화에 나오는 메디클로리아와는 달리 단기간에 엄청난 에너지를 만드는 역할을 하지 않고 근육에 저장된 글리코젠이 그 역할을 한다는 것은 앞에서 설명했지만, '스타워즈'를 만든 조지 루카스 감독도 이 소기관의 의미에 대해 어느 정도는 알고 있었던 것 같다.

다시 본론으로 돌아와서, 미토콘드리아의 기능을 좋게 하는 약물 개발은 앞으로도 당뇨병 치료의 중요한 과제일 것이다. 미토콘드리아는 세포 내에서 에너지ATP를 만드는 주 기관인 동시에 산화 스트레스를 초래하는 반응성 산소ROS를 만드는, 양날의 검 같은 기관이다. 특히 오래되거나 손상된 미토콘드리아는 미토콘드리아 자가포식mitochondrial autophagy; mitophagy이라는 과정을 통해 세포 내에서 제거되어야 한다. 이 과정이 잘 이루어지지 않으면 세포 내에 손상된 미토콘드리아가 축적되어 여러 가지 질병을 유발할 수 있다. 미토콘드리아 생산을 증가시키는 로시글리타존 같은 약 외에 미토콘드리아 자가포식을 촉진하는 약물을 개발할 수 있다면, 당뇨병을 비롯한 여러 가지 성인병을 한꺼번에 해결할 방안이 될 수도 있을 것이다. 불행한 약물이 된 로시글리타존의 경우 PPARgamma라는 약물 타깃이 지방세포 분화에 중요한 역할을 하는 물질이기 때문에 살이 찌는 부작용이 있고, 아마도 그것 때문에 이 약을 먹으면 심혈관 질환에 의한 사망률이 늘어난다는 잘못된 결과가 보고된 것이 아닐까 하는 생각이다. 최근 PPARgamma를 비롯해 이와 비슷한 구조의 다른 PPAR 계통 활성 물질들이 몇 종류의 암이나 우울증, 치매 같은 질환 치료제로도 쓰일 가능성이 대두되고 있다.

역설적인 얘기지만, 로시글리타존의 비극은 새로 개발되는 당뇨병 약에는 행운으로 작용하고 있다. 미국 FDA는 새로 개발하는 당뇨병 약의 사용 허가를 받으려면 임상 시험을 통해 심혈관 질환 발생을 증가시키지 않는다는 것을 증명하라는 다소 엉뚱한 조건을 달았다. 환자의 안전을 위해서라는 얘기지만, 거꾸로 이 조건만 달성하면 괜찮다는 일종의 면죄부를 준 것이다. 당뇨병 치료제에 의해 당뇨병성 망막병증이나 신증 등 합병증 발생이 억제된다는 것을 보이기가 너무 힘들고, 높은 혈당에 의해서 당뇨병 합병증이 발생한다는 것이 이전 연구를 통해 증명되었기 때문에 심혈관 질환만 증가시키지 않으면 충분하다는 얘기다. 사실은 이것은 '눈 가리고 아옹' 식의 이상한 얘기다.

앞에서도 여러 번 얘기했지만, 높은 혈당에 의해 당뇨병의 합병증이 발생한다는 것은 아직 완전히 증명되지 않았다. 그뿐만 아니라 나는 동맥경화증이 당뇨병의 합병증이 아니라고 설명했지만, 아직도 상당수의 학자가 고혈당에 의해 동맥경화증이 생긴다고 믿고 있다. 이런 상황에서[149] 심혈관 질환의 발생을 줄이는 것이 아니라 늘이지만 않으면 된다는 것은, 아무리 좋게 생각해도 너무 제약회사들의 입장을 배려한 처사가 아닌가 하는 의심이 들게 한다. 다행히 최근에 사용 허가를 받은 DPP4 억제제나 SGLT2 억제제를 사용한 실험동물에서 당뇨병성 신증의 진행을 감소시킨다는 보고들이 일부 나오고 있지만,[150 151] 이와 같은 효과가 당뇨병 환자에게서도 나타나는지에 대해서는 아직 충분한 증거가 모이지 않은 상태다.

149  Casella S, Bielli A, Mauriello A, Orlandi A. Molecular Pathways Regulating Macrovascular Pathology and Vascular Smooth Muscle Cells Phenotype in Type 2 Diabetes. *Int J Mol Sci.* 2015;16(10):24353-24368.

150  Avogaro A, Fadini GP. The effects of dipeptidyl peptidase-4 inhibition on microvascular diabetes complications. *Diabetes Care.* 2014;37(10):2884-2894.

151  Vallon V, Gerasimova M, Rose MA, et al. SGLT2 inhibitor empagliflozin reduces renal growth and albuminuria in proportion to hyperglycemia and prevents glomerular hyperfiltration in diabetic Akita mice. *Am J Physiol Renal Physiol.* 2014;306(2):F194-204.

## 16.4 당뇨병의 새로운 치료제 : 미래

### 합병증 발생의 새로운 위험 인자 발굴을 위한
### 임상 연구의 필요성

앞에서 당뇨병 합병증의 발생 기전에 관해 설명하면서 개인마다 합병증 발생에 대한 유전적 소인이 다를 것이라고 했다. 하지만 아직도 어떤 유전적 소인이 합병증 발생에 관여하는지는 밝혀지지 않았다. 따라서 이와 같은 유전적 소인이 실제로 있는지, 있다면 어떤 것인지에 대한 연구를 수행할 필요가 있다. 최근 유전체학genomics의 발전에 힘입어 대량의 유전 정보를 짧은 시간 안에 처리하게 되었기 때문에 잘 계획된 임상 연구를 한다면 각각의 합병증 발생을 결정하는 유전적 소인을 밝힐 수 있을 것이다. 다만 지금까지의 연구 결과로 보면, 단순히 한두 가지 유전자의 차이 때문이 아니라 여러 유전자가 복합적으로 관여하거나, 아래에서 설명할 대사적 요인과 유전적 요인의 상호작용에 의해 결정될 가능성이 크다. 인종마다, 합병증의 종류마다 위험성이 다른 것으로 알려졌으므로 처음부터 전 세계적인 연구에 참여하기보다는, 우선 우리나라 당뇨병 환자를 대상으로 연구를 수행한 후 다른 나라와 합동 연구를 함으로써 이를 증명하는 것이 순서일 것이다.

한편 혈당 조절 외에 합병증 발생을 결정하는 새로운 위험 인자를 발굴해야 하는데, 이를 위해서는 우리나라 제2형 당뇨병 환자를 대상으로 UKPDS 연구와 비슷한 전향적 임상 연구가 필요하다. 물론 이와 같은 대규모 연구를 하기 위해서는 엄청난 연구비가 필요하기 때문에 정부의 지원이 절실하다. 하지만 최근 연구에서 우리나라나 미국 모두 전체 의료비 부담 중 당뇨병이 1위를 차지하고 있기 때문에[152][153] 이와 같은 대규모 연구에 대한 국가적 지원의 필요성이 사회적으로 충분히 인정될 수 있을 것이다.

　UKPDS 연구의 경우 연 4,000명의 제2형 당뇨병 환자를 평균 10년간 추적했는데 우리나라에서도 충분히 가능한 일이다. 다만 이와 같은 임상 연구의 목적이 단순히 혈당 조절의 정도가 당뇨병의 합병증 발생에 미치는 영향을 규명하겠다는 것이 되면 안 된다. 이 책에서 나는 혈당 이외에 지방산, 산화 스트레스 등 다른 물질의 변화에도 관심을 가져야 한다는 얘기를 했지만, 이 외에도 여러 가지 가능성이 있을 것이다. 이를 위해 전사체학transcriptomics, 단백체학proteomics, 대사체학metabolomics 등 빠르게 발전하는 새로운 학문의 도움을 받을 수 있을 것이고, 이로부터 얻는 정보를 유전체학genomics 정보와 접합시킬 수도 있을 것이다.

152　Dieleman JL, Baral R, Birger M, et al. US Spending on Personal Health Care and Public Health, 1996-2013. *JAMA*. 2016;316(24):2627-2646.

153　Yoon J, Oh IH, Seo H, et al. Disability-adjusted Life Years for 313 Diseases and Injuries: the 2012 Korean Burden of Disease Study. *J Korean Med Sci*. 2016;31 Suppl 2:S146-S157.

미국 스탠포드 대학의 첸Chen 박사 등은 54세 남자 자원자volunteer 한 사람에게서 당뇨병 발생 전후의 14개월 동안 반복적으로 혈청 및 혈액 내 단핵구를 채취한 후 위에 적은 여러 가지 omics[154] 기법을 총동원해 '조직적인 개인 omics 프로필integrated personal omics profile; iPOP'의 변화를 조사했고, 이를 2012년 〈셀Cell〉 잡지에 발표했다.[155] 한 사람의 iPOP를 조사하기 위해 들인 엄청난 노력과 비용으로 볼 때, 현재로서는 이와 같은 일이 보편화되기는 거의 불가능해 보인다. 그렇지만 불가능해 보였던 인간 게놈 프로젝트 Human Geneome Project[156]가 2001년 성공한 이후 엄청난 기술의 발전을 통해 당시 1,000만 불이 들었던 염기 서열 분석 비용이 2016년에는 1,000불로 만 배 이상 줄었다는 점을 감안한다면,[157] 머지않은 미래에 iPOP 역시 보편화될 수 있을 것이다.

이와 같은 미래의 당뇨병 연구를 선도하기 위해서는, 지금부터라도 전향적 임상 연구를 시작하면서 환자 샘플을 채취해 이를 초저온 냉동고deep freezer에 장기간 보관해야 한다. 지금으로서는 불가능해 보이지만 10년 또는 15년 후에는 수천 명의 iPOP 분석에도 그렇게 많은 비용이 들지 않을 것이다. 그때 가서 이와 같은 연구

---

154  생물학적 정보를 총망라해 수집하고 이를 해석하고자 하는 학문 체계의 총칭.

155  Chen R, Mias GI, Li-Pook-Than J, et al. Personal omics profiling reveals dynamic molecular and medical phenotypes. *Cell*. 2012;148(6):1293-1307.

156  인간의 DNA를 구성하는 30억 개의 염기 서열을 모두 밝히는 연구.

157  Park ST, Kim J. Trends in Next-Generation Sequencing and a New Era for Whole Genome Sequencing. *Int Neurourol J*. 2016;20(Suppl 2):S76-83.

를 시작한다면 다른 나라를 따라갈 수 없기 때문에 미래를 보고 장기적인 투자를 해야 하고, 이를 위해 당뇨병을 전공하는 후배 의사들의 많은 노력이 필요하다. 물론 이와 같은 일이 성공적으로 이루어지기 위해서는 엄청나게 쏟아져 나올 데이터 분석을 위한 생물정보학bioinformatics의 발전이 뒷받침되어야 한다.

범국가적인 대규모 임상 연구를 수행하는 것이 바람직하지만, 연구비 등 여건이 따르지 않을 경우 각 병원에서 소규모의 전향적 추적 조사cohort study(코호트 연구)를 수행할 수도 있다. 몇 개의 병원이 같이 연구를 시작해도 좋다. 연구 계획을 잘 세워 작성한 후 기관 윤리위원회의 승인을 받는다. 참여 환자의 동의를 받은 후 혈청 및 혈액 내 단핵구를 채취하고, 이를 각각 몇 개씩으로 나누어 초저온 냉동고에 잘 정리해서 보관한다. 상식적인 내용이지만 냉동된 샘플을 녹여서 사용한 후 다시 얼리면 변성되기 때문에 앞으로 몇 번 사용할 것을 대비해 몇 개로 나누어 보관해야 한다. 또한 샘플을 보관한 초저온 냉동고의 전원이 꺼지지 않도록 극심한 주의를 기울여야 한다. 우스운 얘기지만 기관에서 새로 시설 공사를 하면서 밤중에 전체 전원을 끄는 일이 종종 있으니, 아침마다 혹시라도 냉동고 전원이 꺼지진 않았는지 꼭 확인해야 한다.[158]

---

158  이런 말도 안 되는 사고가 나면 안 되지만, 실제로 우리가 경험한 일이다. 영하 70~80℃로 샘플을 보관하는 초저온 냉동고의 경우 몇 시간 정도는 전원이 꺼지더라도 샘플이 녹지는 않기 때문에 괜찮지만, 만일 며칠 이상 전원이 꺼져 샘플이 녹았다면 아깝더라도 폐기해야 한다.

1년에 한 번 정도 연구에 참여하는 환자들에게 다시 동의를 구해 혈액 샘플을 확보하는 것이 제일 좋으나, 여의치 않을 경우 처음 샘플이라도 잘 확보한다. 이 샘플을 10년이나 15년 동안 잘 보관할 수만 있으면 그야말로 보물이 된다. 앞에서 얘기한 iPOP가 그때는 보편화될 것이기 때문에 소문이 나면 이 샘플을 이용해서 공동연구를 하자는 주문이 전 세계에서 쇄도할 것이다.

막상 전향적 추적 조사를 수행해보면 쉽지 않은 일이라는 것을 느끼게 된다. 일반적으로 처음에 참여한 환자의 60% 정도는 연구 종료 시까지 계속 참여해야 잘된 코호트 연구로 인정받는데, 당뇨병의 경우 다른 질환에 비해 당장 불편한 증상이 많지 않기 때문에 이 목표를 달성하기가 쉽지 않다. 참여 환자들이 마음이 변해 다른 병원으로 가지 않도록 더 친절히 환자를 대해야 하고, 연구 간호사들이 환자들에게 자주 연락도 해야 한다. 그렇다 하더라도 다른 곳으로 이사한다든지 하는 문제는 어쩔 수 없다. 이런 점에서 인구 이동이 많은 서울 같은 대도시보다 지방에 있는 병원이 유리할지도 모르겠다.

그렇다면 이렇게 어려운 일을 과연 우리가 할 수 있을까? 처음부터 걱정할 필요는 없다. 모든 환자가 연구 시작부터 연구 종료까지 참여해야 제대로 된 코호트 연구가 돼 이상적이지만, 이 일이 쉽지 않다는 것을 모두 알기 때문에 세계적으로 유명한 연구들의 경우에도 다른 방법을 쓰고 있다. 연구를 시작할 때 샘플만 많이 확보한다면, 끝까지 연구에 참여한 환자가 많지 아니더라도 상관없다. 예를 들어 2,000명의 당뇨병 환자가 코호트 연구에 참여했는데 5년이 지나고 나니 800명밖에 남지 않았고, 이 800명 중 250명에서 처음에 비증식성 망막증이 있었고 이 가운데 40명에서 증식성 망막병증이 발생했다고 가정하자. 이 경우 증식성 망막병증이 발생한 40명과 나머지 210명 중 40~80명 정도에서 처음 샘플을 비교하면 어떤 위험 인자를 가진 사람에게 앞으로 증식성 망막병증이 진행되는지를 알아낼 수 있다. 이와 같은 방법을 새가 둥지nest를 찾는다는 의미에서 둥지 코호트 연구nested cohort study / nested case-control study라고 부른다. 폐암의 원인이 흡연이라고 주장하기 위해서 폐암에 걸린 환자와 그렇지 않은 대조군을 비교해 둘 사이는 흡연을 한 병력에서 차이가 난다고 주장하는 방식을 후향적 연구retrospective study라고 부르는데, 이 결과만 가지고는 인과관계를 정확히 설명하지 못한다. 이에 반해 정상인을 흡연군과 비흡연군으로 나누어 10년을 추적한 뒤[159] 흡연군에서 폐암 발생이 증가했다고 주장하는 것을 임상 시험clinical trial이라고 부르는데, 이 경우에 한해 흡연이 폐암을 일으킨 직접적인 증거로 인정된다. 엄밀한 의미에서 시험군과 대조군을 둔 임상 시험은 아니지만, 일정한 집단을 전향적으로 추적 관찰해서 나타나는 결과(합병증 발생)의 원인(고혈당)을 찾는 연구를 코호트 연구라고 한다. 내가 얘기하는 둥지 코호트 연구는 코호트 연구와 후향적 연구의 중

---

159  윤리적인 문제 때문에 현실적으로는 불가능할 것이다.

간 정도로 생각하면 된다.

5년이나 10년 후에 iPOP를 하는 데 비용이 얼마나 들지는 모르겠지만, 이 모든 것을 한 번에 다 할 필요는 없을 것이다. 아래에서 제시하는, 새로 발견되는 기초 연구 결과에 따라 의심되는 혈청 내 특정 단백질이나 지질대사체lipid metabolites에 어떤 차이가 있는지만 보더라도 훌륭한 연구가 될 것이다. 물론 앞에서 얘기한 대로 나머지 샘플을 10년 정도 잘 보관해 전체적인 iPOP 연구를 수행할 수 있다면 이 샘플의 가치는 훨씬 더 올라갈 것이다.

## 합병증 발생 기전에 관한 기초 연구와 새로운 치료제 개발

지금까지 수행된 당뇨병 합병증 발생 기전에 대한 대부분의 기초의학 연구 역시 고혈당이 세포 기능에 어떤 영향을 미치는지에 국한되었다. 그러나 이 책에서 여러 번 설명했듯이 고혈당 외에도 우리가 아직 잘 모르는 여러 가지 인자가 당뇨병의 합병증을 일으킬 수 있다.

임상에서 환자를 진료하다 보면 각각의 환자에게 나타나는 합병증의 패턴이 매우 다르다는 것을 느끼게 된다. 즉, 어떤 사람은 당뇨병성 망막병증, 신증, 신경병증 등의 여러 가지 합병증이 한꺼번에 나타나는 데 반해 어떤 사람은 당뇨병성 망막병증만 나타나고, 어떤 사람은 당뇨병성 신경병증만 나타난다. 물론 이것을 유전적 감수성의 차이 때문이라고 설명할 수도 있겠지만, 환자마다 가지고 있는 특이한 대사 변화의 차이가 조직마다 다른 합병증을 유발했을 가능성도 있다.

당뇨병성 신장 합병증이 어떤 세포의 이상에 의해서 생기는지만 예를 들더라도, 신장을 구성하는 세포인 족세포podocyte[160], 혈관내피세포glomerular endothelial cell, 메산지움세포mesangial cell(혈관사이세포), 신세도관 상피세포tubular epithelial dell 등 다양한 세포들의 변화가 합병증 발생에 관여하는 것으로 알려졌으며, 이 외에도 혈액 속을 돌아다니다가 신장으로 들어가 염증 반응을 매개하는 여러 가지 염증세포들이 조직 손상에 관여한다. 이와 같이 여러 가지 다른 세포가 관여한다면 개인마다, 조직마다 서로 다른 기전에 의해 합병증이 유발될 수 있을 것이다. 실제로 당뇨병성 신증을 가진 환자의 조직 소견을 보면, 각각의 세포에서 나타나는 변화가 사람마다 매우 다양하게 나타난다. 한편 세포 손상에 관여하는 세포소기관의 역할에 대해서도 앞에서 설명한 미토콘드리아 기능 이상 외에 소포체 스트레스endoplasmic reticulum stress; ER stress, 자가포식autophagy 기능 이상 등 여러 가지 새로운 기전이 속속 밝혀지고 있다. 그럼에도 불구하고 지금까지 우리는 이와 같은 모

---

**160** 발가락처럼 생긴 돌기가 있다고 하여 foot을 뜻하는 podo-에 세포의 -cyte를 붙인 단어임.

든 다양성을 고혈당 한 가지로만 설명해야 한다는 강박관념에 사로잡혀 있었던 것 같다.

　이상을 종합하면, 당뇨병 합병증 발생에 관한 기초의학 연구를 수행할 때 고혈당이라는 선입견에 얽매여서는 안 된다. 임상 연구를 통해 환자의 혈액 샘플에서 당뇨병의 합병증 발생에 관여하는 새로운 위험 인자를 발굴하고, 이것들의 의미를 세포 실험 및 동물 실험에서 검증하는 새로운 차원의 연구가 수행되어야 할 것이다. 이와 같은 새로운 연구를 통해 당뇨병의 합병증을 일으키는 기전이 밝혀진다면, 이에 작용해 각각의 합병증 발생이나 진행을 차단할 수 있는 새로운 물질/약물을 개발할 수 있을 것이며, 이의 효과를 다시 동물 실험 및 임상 시험을 통해 증명할 수 있을 것이다. 이와 같은 선순환이 계속된다면 일생 동안 철저한 혈당 조절을 해야 한다는 과도한 스트레스로부터 환자들을 해방시킬 수 있을 것이며, 우리나라 의학이 세계 의학계를 이끄는 날이 올 수 있을 것이다.

　너무 낙관적인 미래를 얘기한 것 같지만, 이와 같은 일은 현대 생물학 및 과학의 발전 추세로 볼 때 불가능한 일이 아니다. 다만 자기가 당뇨병에 대해 제일 잘 안다고 생각하는 당뇨병 전문가들이 이와 같은 새로운 생각에 거부감을 가진다면, 앞으로의 발전에 장애물로 작용할 수도 있을 것이다.

# 책을 마치면서

이 책을 통해 나는 당뇨병에 대한 여러 가지 잘못된 상식을 바로잡고자 했다. 당뇨병은 한 가지 병이 아니라 여러 가지 병의 집합체이고, 아직 합병증이 생기는 정확한 기전이 밝혀지지 않았음에도 불구하고 지금까지 우리는 당뇨병을 단순히 혈당이 높은 상태로만 파악하고 이를 교정해야 한다고 생각해왔다. 당뇨병 환자의 혈당을 오랜 기간 동안 계속 정상으로 유지하는 것은 쉬운 일이 아닐 뿐만 아니라 사실은 거의 불가능한 일이다. 그럼에도 혈당 조절이라는 획일적인 목표만 제시하다 보니 의사나 환자 모두 당뇨병 치료에 대해 실망하고 비관적인 생각을 하게 된 것 같다. 이와 같은 잘못을 극복하기 위해서는 의사와 당뇨병 환자 모두 당뇨병의 실체를 제대로 이해해야 한다고 생각했고, 이 책을 통해 이를 알리고자 했다. 당뇨병의 합병증을 근본적으로 막을 수 있는 치료법 개발은, 합병증이 왜 생기는지에 대해 지금까지와는 다른 새로운 개념에 입각한 연구를 통해서만 가능할 것이다.

"새는 알에서 나오려고 투쟁한다. 알은 하나의 세계다. 태어나려는 자는 하나의 세계를 깨뜨려야 한다." 잘 알려진 헤르만 헤세의 글귀다. 고정관념의 틀에 붙잡혀서는 발전하기 힘들다. 새로운 생각을 통해서만 발전할 수 있다. 물론 지금까지 익숙했던 틀을 깨는 것이 고통스러울 수 있지만, 혈당이라는 기존의 알껍데기를 깨봐야만 새로운 가능성에 도전할 수 있다.

이 책이 당뇨병의 희망적 미래를 위한 한 알의 밀알이 되기를 기원하며 여기에서 마무리하고자 한다.

## 감사의 말씀

흔쾌히 추천서를 써주신 박성우, 최문기 교수님께 깊은 감사를 드립니다.
또한 일견 엉뚱한 나의 주장을 믿고 도움을 준
나의 제자들 - 이승은, 장정은, 고은희 선생,
이 책이 나올 수 있도록 많은 도움을 주신
이상욱, 김홍표, 이재담, 김종성 교수님께 감사를 드립니다.
마지막으로 여러 가지로 부족한 가장을 믿고 지원해준
나의 사랑하는 아내에게도 감사의 마음을 전합니다.

# 당뇨특강
## 혈당 조절의 한계를 넘어서

**초판 1쇄 발행** 2019년 4월 22일

**초판 2쇄 발행** 2019년 7월 12일

**지은이** 이기업

**펴낸이** 이인규

**디자인** 디오브젝트

**학술 이미지** 조수진 이승은

**교정교열** 박성숙

**펴낸곳** 마을에숨어

**출판등록** 2014년 12월 19일

**등록번호** 979-11-954335

**전자우편** hideinmytown@gmail.com

**ISBN** 979-11-954335-9-9

이 도서의 국립중앙도서관 출판예정도서목록(CIP)은
서지정보유통지원시스템 홈페이지(http:/seoji.nl.go.kr)와
국가자료종합목록시스템(http://www.nl.go.kr/kolisnet)에서
이용하실 수 있습니다.
CIP제어번호: CIP2019013558